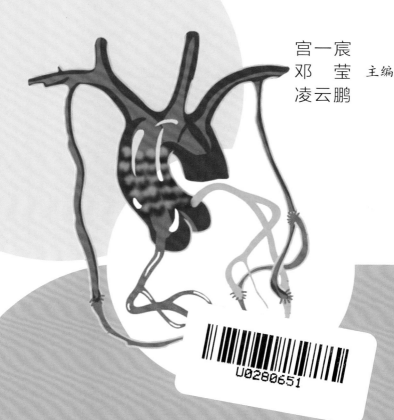

宫一宸
邓　莹　主编
凌云鹏

微创冠脉搭桥
如是说

西北大学出版社
·西安·

图书在版编目（CIP）数据

微创冠脉搭桥如是说 / 宫一宸 , 邓莹 , 凌云鹏主编 .
西安 : 西北大学出版社 , 2025. 1. -- ISBN 978-7-5604-
5581-5

Ⅰ. R654.2

中国国家版本馆 CIP 数据核字第 20251UN565 号

微创冠脉搭桥如是说
WEICHUANG GUANMAI DAQIAO RUSHISHUO

主　　编	宫一宸　邓　莹　凌云鹏
出版发行	西北大学出版社
地　　址	西安市太白北路 229 号
邮　　编	710069
电　　话	029–88303310
网　　址	http://nwupress.nwu.edu.cn
电子邮箱	xdpress@nwu.edu.cn
经　　销	全国新华书店
印　　装	陕西瑞升印务有限公司
开　　本	880mm×1230mm　1/32
印　　张	4
字　　数	90 千字
版　　次	2025 年 1 月第 1 版　2025 年 1 月第 1 次印刷
书　　号	ISBN 978-7-5604-5581-5
定　　价	39.00 元

如有印装质量问题，请与本社联系调换，电话 029–88302966。

《微创冠脉搭桥如是说》

编写委员会

主　编

宫一宸　邓　莹　凌云鹏

副 主 编

杨　威　傅元豪　张亚飞　郭　健

编　者

赵　威　杨　航　赵　鸿　崔仲奇

吴　松　张　喆　冯海波　郑慧萍

丁　通　刘伟平　王雪冬　刘涛涛

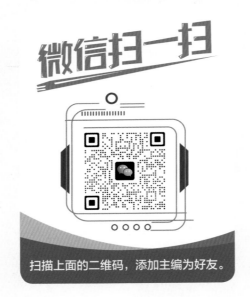

微信扫一扫

扫描上面的二维码，添加主编为好友。

随着人口老龄化的加重，我国冠心病患者已超过1000万人，患病人数仅次于脑卒中，排名第二，病死率在心血管疾病中排名第一，每年有超过100万人接受冠心病介入治疗，超过6万人接受冠脉搭桥术。传统的冠脉搭桥术需要锯开胸骨，手术创伤大，风险高，患者术后需要长时间的康复和护理，为我国经济和社会带来了巨大的负担。优化和提高冠脉搭桥术医疗质量，减少并发症，加快患者康复速度，提升患者术后生活质量，可以真正做到以人民健康为中心，为老年冠心病患者提供从住院到康复全周期健康服务，是《"健康中国2030"规划纲要》精神的重要体现。

微创冠脉搭桥术通过左胸前区6~8cm切口，实现与传统开胸冠脉搭桥术一样的手术效果。由于避免了胸骨的损伤，可以减少手术创伤、手术输血，缩短术后住院时间，改善患者术后生活质量，节约医疗资源。我国于2015年首次开展左胸小切口冠脉搭桥术（多支搭桥），经过近10年的发展，目前全国微创冠脉搭桥手术量迎来了快速增长。北京大学第三医院在微创冠脉搭桥术领域处于全国领先地位，连续 6 年手术量居全国第一，已为超过 2000 例患者进行了小切口冠脉搭桥术，手术死亡率小于 1%。

为了让患者更好地了解该项技术，减少对手术的恐惧，北京大学第三医院心脏外科联合麻醉科、心内科共同编写了《微创冠脉搭桥如是说》这部科普书。本书针对微创冠脉搭桥术，精选了患者及同行最关心的 70 多个问题，并进行了详细的解答。希望通过本书，可以让更多的患者及医生更加深入地了解微创冠脉搭桥术，建立良好的医患沟通基础，为该项技术的普及与推广创造条件。

编　者

2024 年 10 月

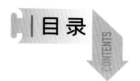

总体介绍

术前篇

术后篇

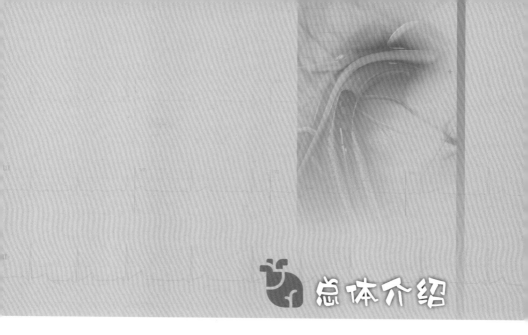

总体介绍

1. 什么是冠心病？

冠心病是冠状动脉粥样硬化性心脏病的简称。随着年龄的增长，在高脂血症、吸烟及高血压等多种危险因素的作用下，冠状动脉内膜逐渐形成粥样硬化，导致冠状动脉血管狭窄（图1）。冠状动脉是负责给心脏提供血运的血管。如果说心脏是维持生命活动的"发动机"，需要一刻不停地跳动给全身脏器提供血液，那么冠状动脉就是给心脏这个发动机提供"燃油"的"管路"。一旦冠状动脉发生严重狭窄，将导致心脏缺血，产生心绞痛等症状。如情况严重，会导致心肌坏死，即常说的心肌梗死，从而危及生命。

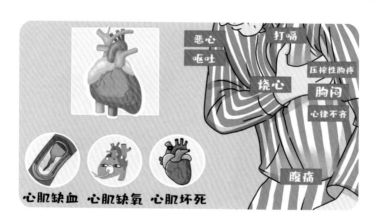

图 1　冠状动脉狭窄导致心肌缺血

冠心病是严重危害我国国民健康的疾病。根据《中国心血管健康与疾病报告2023》公布的数据，2023年我国冠心病患者数量达到了1139万人，是导致国民死亡的第二大疾病，仅次于脑卒中。冠心病患者需要长期接受药物治疗，血管狭窄严重者还需接受经皮冠状动脉介入治疗（简称介入治疗，英文缩略语PCI）或冠状动脉旁路移植术（简称冠脉搭桥术，英文缩略语CABG），这极大地消耗了医疗资源，并给家庭和社会带来了沉重的负担。

2. 冠心病的治疗方法有哪些?

冠心病的核心治疗目标是恢复心脏的血液供应，这也称为血运重建。目前，实现血运重建的方法包括介入治疗（如支架植入、球囊扩张等）以及冠脉搭桥术。

介入治疗通过支架或球囊直接开通冠状动脉（图2），创伤小，可在局部麻醉下进行，患者术后恢复快。但是，这种方法无法适用于多支血管病变、严重钙化、血管完全闭塞等严重血管病变患者，且存在术后再狭窄的风险。

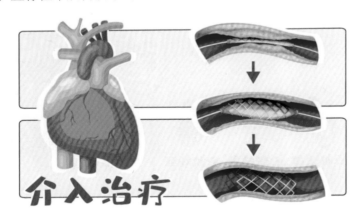

图2　介入治疗通过支架或球囊开通冠状动脉

冠状动脉旁路移植术，顾名思义，指通过获取身体其他部位的血管，连接狭窄冠状动脉的上游与下游，就好像架起一座桥梁，使血液能够跨越狭窄的血管部位，恢复心脏的供血（图3）。冠脉搭桥术的优势在于，可以实现对心脏所有区域血管的搭桥，完全恢复心脏的血供。对于严重复杂的血管病变、无法接受介入治疗的患者，这是一种首选的治疗方法。另外，由于冠脉搭桥术中使用的桥血管材料包括动脉血管，其远期通畅率优于介入治疗，因此冠脉搭桥术一直以来被认为是冠心病血运重建的"金标准"。

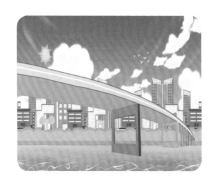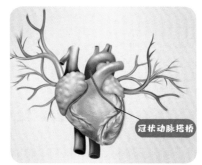

图 3　搭桥手术在狭窄冠状动脉架起"桥梁"，改善心脏供血

　　传统的冠脉搭桥术需要开胸进行，部分患者需要建立体外循环，在心脏完全停跳的状态下开展手术。该手术对患者的身体创伤较大，术中出血较多，患者会面临麻醉、术后感染、呼吸系统并发症及脑血管并发症等风险。术后患者的恢复和康复时间较长。

　　无论是冠脉搭桥术还是介入治疗，术后都需要长期、规律地服用冠心病二级预防药物，以阻断或延缓冠状动脉粥样硬化的进展，并辅以饮食、运动、戒烟、减重、控制血糖及健康教育等综合性的冠心病二级预防措施（图 4）。任何一项治疗的不足，都会随着时间的推移，导致支架、桥血管及自身冠状动脉再次狭窄。

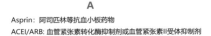

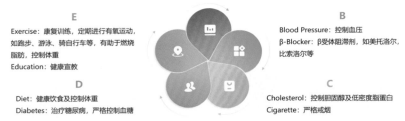

图 4　冠脉搭桥术后需要规律地实施二级预防治疗

3. 哪些患者需要接受冠脉搭桥术?

　　冠脉搭桥术一直是冠心病血运重建的"金标准"。对于频发心绞痛且冠状动脉造影证实 3 支冠状动脉主要血管狭窄大于 70% 的患者,都有接受冠脉搭桥术的指征。近年来,随着医疗技术的不断发展,药物涂层支架、药物球囊及冠状动脉旋磨等技术使冠心病的介入治疗进入了新的阶段。对于一些局限病变、血管解剖结构简单的患者,介入治疗可以达到与冠脉搭桥术近似的手术效果。然而,对于复杂血管病变,如 3 支血管病变、左主干血管病变、慢性闭塞病变及分叉病变的患者,冠脉搭桥术是首选。无论是并发症发生率还是远期生存率,冠脉搭桥术均明显优于介入治疗。另外,对于合并糖尿病的复杂病变患者,冠脉搭桥术是实现血运重建的最佳选择。

　　对于患者而言,选择介入治疗还是冠脉搭桥术是一个困难的决策。在冠心病的血运重建治疗策略方面,需要结合患者的解剖结构、合并症、一般情况及预计手术风险,由心内科和心外科组成的心脏团队综合考虑,以选择最适合的治疗策略。

4. 冠脉搭桥术技术成熟吗?

早在 1759 年, 心绞痛的症状就已被医生识别, 但始终无法根治, 只能缓解疼痛。直至 1964 年, 苏联心外科医生 Vasilii I. Kolesov 教授进行了首例左胸廓内动脉与左回旋支吻合术。1967 年, 美国克利夫兰诊所 René Favaloro 教授使用患者自身的大隐静脉作为桥血管, 替代右冠状动脉狭窄段, 并且成功实施手术。当时的这项新技术很快发展成为经典的冠脉搭桥术。

我国的冠脉搭桥术始于 1974 年, 但由于医疗设备和技术的落后, 在 20 世纪 90 年代之前, 这项手术并未普及。截至 1990 年, 全国接受冠脉搭桥术的患者总数不足 1000 例, 手术死亡率约为 10%。20 世纪 90 年代, 随着冠状动脉造影技术的发展, 我国的冠脉搭桥术取得了显著进步。吴清玉在《中国冠状动脉手术综述》中指出, 到 20 世纪 90 年代末, 我国冠脉搭桥术的年手术量已超过 1000 例, 在技术成熟的医院, 手术死亡率可以降至 3% 以下。进入 21 世纪, 随着体外循环技术和外科技术的不断成熟, 我国的冠脉搭桥手术量迎来了快速增长。多支动脉桥、不停跳搭桥和机械辅助装置技术不断发展, 年手术量呈几何级增长。2020—2024 年, 我国冠脉搭桥手术量稳定在每年 5 万~6 万例, 各省份均可常规开展此项手术, 手术死亡率已降至 2% 以下。在技术成熟的医院, 冠脉搭桥术的死亡率可以控制在 1% 以下。手术后的患者经过康复训练, 可以恢复到与正常人相同的生活质量和运动强度。

5. 什么是微创冠脉搭桥术? 微创冠脉搭桥术包括哪些?

传统的冠脉搭桥术需要通过正中切口进行, 手术中需切开胸骨，但由于胸骨的损伤，患者在术后 3 个月内需要使用胸部束缚带来保护胸骨，避免扩胸、提重物等活动，以预防因固定钢丝的切割导致胸骨断裂，这妨碍了患者的康复训练。另外，对于高龄、合并糖尿病、骨质疏松的患者，胸骨感染和愈合不良的风险明显增加。一旦发生胸骨感染，继发纵隔炎，可能危及生命。

20 世纪 90 年代，不停跳搭桥技术的发展，避免了体外循环手术带来的炎性反应、心肌损伤和血液循环破坏等风险。此后，心外科医生在不停跳搭桥的基础上，探索了多种微创冠脉搭桥方式。目前，开展较多的微创冠脉搭桥术包括左胸小切口冠脉搭桥术、机器人辅助冠脉搭桥术和冠状动脉杂交术（HCR）等。

微创冠脉搭桥术已被证实能够实现与传统开胸冠脉搭桥术相同的效果，可以恢复心脏各个区域的血供，桥血管的通畅率良好。在保证治疗效果且不增加手术风险的基础上，微创冠脉搭桥术的核心目标是减少胸骨的破坏，减少手术出血，从而显著提高患者术后康复速度，使患者尽快回归正常生活，并减少术后并发症，手术切口也更加美观（图 5）。

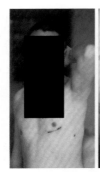 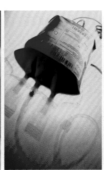 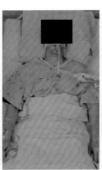 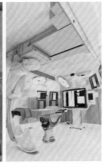

微创切口　　　　减少输血　　　　缩短住院时间　　　节约医疗花费

图 5　微创冠脉搭桥术的优势

6.什么是左胸小切口冠脉搭桥术? 该手术的优势有哪些?

左胸小切口冠脉搭桥术通过左胸前肋间5~8cm的切口(图6),完成单支或多支搭桥,实现心脏全区域的血运重建,达到与传统开胸冠脉搭桥术相同的血运重建效果。

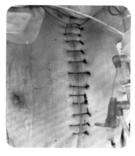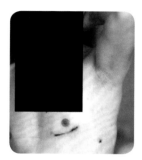

传统开胸冠脉搭桥术伤口感染,清创缝合伤口　　左胸小切口冠脉搭桥手术切口

图 6　传统开胸冠脉搭桥术与左胸小切口冠脉搭桥术的切口对比

左胸小切口多支冠脉搭桥术的主要优点如下。

(1)可以减少手术出血,超过90%的患者可以避免术中和术后输血。

(2)该手术保护了胸骨的完整性,消除了胸骨感染的风险,尤其对高龄、合并糖尿病和骨质疏松的患者益处显著;同时,可以避免咳嗽、负重和康复锻炼导致的胸骨损伤。术后,患者无须使用胸骨束缚带,大约1周后可逐渐恢复正常体力劳动。研究表明,该手术显著改善了患者术后早期的生活质量。

(3)由于不用担心胸骨愈合的问题,可以采用患者双侧乳内动脉作为移植血管，"金桥"乳内动脉桥的 10 年通畅率在 90% 以上，极大地改善了患者预后。

（4）该手术使得患者更容易接受，减少了患者对开胸手术的恐惧，同时手术切口也更加美观。

2009 年，Marc Ruel 团队首次报道了通过左胸小切口完成的不停跳多支搭桥手术的良好临床结果，开创了微创冠脉搭桥术的新局面。此后，全球多家中心相继报道了该技术的安全性与有效性。目前，主要开展该项技术的国家包括美国、加拿大、德国、俄罗斯、印度、日本和中国。北京大学第三医院心脏外科团队 2015 年率先在我国开展左胸小切口冠脉搭桥术（多支搭桥），经过近 10 年的应用与推广，目前已有超过 20 家医院能够进行此类手术，年手术量超过 3000 例，越来越多的患者因此受益。

7. 左胸小切口冠脉搭桥术效果如何？

左胸小切口冠脉搭桥术是一项非常安全的手术。无论是手术并发症，还是中远期效果，都不亚于甚至优于传统开胸冠脉搭桥术。该手术的安全性得以保障的根本原因在于以下几点。

（1）完全血运重建　左胸小切口冠脉搭桥术可以通过一个 5~8cm 的肋间切口，实现对心脏所有区域血管的充分显露。该手术能够对心脏的 3 支主要血管及其所有分支进行搭桥，不会因切口小而减少搭桥的数量。

（2）高质量完成搭桥吻合　该手术的所有缝合均在直视下进行，搭桥策略、技术与开胸手术基本一致，因此搭桥的质量能够得到保障。现有研究表明，左胸小切口冠脉搭桥术围手术期乳内动脉桥的通畅率在 98% 以上，大隐静脉桥的通畅率在 95% 以上；

术后 1 年复查时，乳内动脉桥的通畅率接近 98%。这些数据是该手术安全、有效的保证。

（3）**术中血流动力学更为平稳**　冠脉搭桥的区域主要分布在心脏前壁、左侧壁和下壁 3 个区域。由于人的心脏位于胸腔内偏左的位置，在正中开胸时，进行左侧壁搭桥需要翻动心脏，这可能会引起部分心功能不全或心脏偏大患者的血压波动。而小切口冠脉搭桥术的切口位于胸前左侧，在暴露心脏侧壁血管时更为直接，对心脏的翻动更小，术中血压也更为稳定，甚至可以完成传统开胸冠脉搭桥术中难以实现的心脏侧壁深部桥血管吻合。

（4）**多支动脉桥应用**　在所有桥血管材料中，动脉桥血管，尤其是乳内动脉桥血管的远期通畅率是最好的，远远高于静脉桥和介入治疗。乳内动脉是胸骨血供的主要来源，如果传统开胸冠脉搭桥术获取双侧乳内动脉，会使胸骨的血供受到明显影响，增加胸骨不愈合的风险。目前，传统开胸冠脉搭桥术主要采用单侧乳内动脉桥结合大隐静脉搭桥的策略。左胸小切口冠脉搭桥术保证了胸骨的完整性，可以在机器人的辅助下获取双侧乳内动脉，实现多支动脉搭桥甚至全动脉搭桥（图 7），这种策略可以极大地改善患者的远期预后。

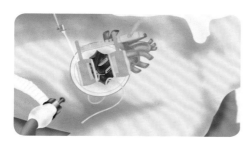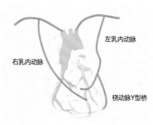

图 7　微创冠脉搭桥术可以实现多支动脉搭桥完全血运重建

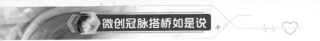

8. 左胸小切口冠脉搭桥术安全吗?

评价心脏手术的安全性，主要分为近期并发症和远期效果两个方面。现有研究表明，左胸小切口冠脉搭桥术在这两个方面都是非常安全的。

在近期并发症方面，目前心脏手术的主要并发症包括死亡、脑卒中、术后心肌梗死、围手术期二次开胸手术、心功能不全及伤口感染等。2009 年，Marc Ruel 团队首次在心血管顶级杂志《循环》上报道了 450 例左胸小切口冠脉搭桥术的临床效果，围手术期死亡率为 1.3%，再次手术发生率为 2%，与传统开胸冠脉搭桥术的相近。2014 年，McGinn 团队报道了左胸小切口冠脉搭桥术后 1 年复查结果，桥血管通畅率达到 92%，乳内动脉桥通畅率达到 100%。2023 年，美国《胸心血管外科杂志》报道了左胸小切口冠脉搭桥术后 10 年的随访结果，患者可获得良好的远期生存率。这些结果都表明，左胸小切口冠脉搭桥术在近期和远期的安全性与传统开胸冠脉搭桥术相似，并证实了左胸小切口冠脉搭桥术是一项值得推广的安全手术。

同时，通过左胸小切口，可以实现双侧乳内动脉搭桥。对于心功能不全的患者，也可以在体外循环辅助或体外膜肺氧合（ECMO）辅助下完成桥血管吻合。目前，多项观察性研究都证实了该手术的安全性。随着全球心外科医生不断探索，左胸小切口冠脉搭桥术的适应证不断拓宽，目前已经基本与传统开胸冠脉搭桥术一致。

9.什么是机器人辅助全动脉搭桥术?

目前,应用于心脏手术的机器人装置主要是达芬奇机器人。这项技术在心脏手术领域具有创新性,代表了心脏外科手术技术的重大进步。通过达芬奇机器人手术系统,可以进行多种心脏手术,如冠脉搭桥术、心脏瓣膜修复或更换、心脏肿瘤切除等。

达芬奇机器人辅助心脏手术的特点如下。

(1)更好的手术效果 在微创冠脉搭桥术中,借助机器人可以安全、精确地获取双侧乳内动脉,并结合桡动脉实现对患者的全动脉化搭桥。研究表明,乳内动脉桥的10年通畅率在90%以上,而大隐静脉桥的这一数据仅为50%~60%。全动脉化搭桥可以极大地改善患者桥血管的远期通畅率,从而改善患者的远期预后,延长预期寿命。

(2)微创手术 相比传统的开胸手术,机器人手术通常只需要几个小切口,这有助于减少创伤、降低感染风险及缩短康复时间。

(3)精细操作 机器人的手臂能够进行非常精准的操作,特别是在微创冠脉搭桥术这样的小空间和复杂结构中,这提高了手术的安全性和成功率。

(4)高清三维视觉系统 达芬奇机器人手术系统提供放大和高分辨率的三维图像,使外科医生能够更清晰地观察手术区域,从而进行更精确的操作。

(5)减少医生疲劳 达芬奇机器人手术系统可以减少医生在长时间手术中的体力消耗和疲劳,这对复杂且耗时的心脏手术尤为重要。

（6）稳定性和精确度　达芬奇机器人手术系统能够过滤掉人手的自然震颤，提供更加稳定和精确的手术操作。

使用达芬奇机器人进行心脏手术（图8），尽管具有多方面的优势，但也存在局限性。例如，它需要专门的培训和练习，设备成本高昂。总之，达芬奇机器人辅助心脏手术是一个极具前景的领域，为心脏病患者提供了一种更安全、更有效的治疗选择。随着技术的进步和经验的积累，它在心脏外科中的应用可能会更加广泛。

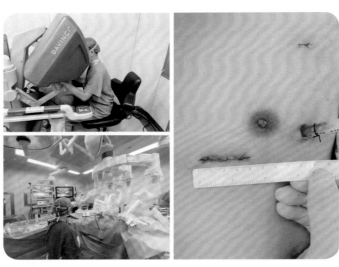

图8　机器人辅助搭桥术切口更小，可以实现全动脉搭桥

10.什么是胸骨下段小切口冠脉搭桥术？

胸骨下段小切口冠脉搭桥术，也称为胸骨下段小切口冠状动脉旁路移植术，是一种微创心脏手术方法。这种技术旨在减少传统开胸冠脉搭桥术中所需的大切口和全胸骨切开的创伤。

　　在胸骨下段小切口冠脉搭桥术中，外科医生通常在胸骨下段制作一个小切口，通过该切口直接接触心脏表面的冠状动脉。这种方法通常用于搭建单一的冠状动脉旁路，尤其是在需要旁路的动脉位于心脏前表面时（如左前降支）。尽管胸骨下段小切口冠脉搭桥术减少了手术创伤，但其操作空间较小，在进行回旋支、右冠状动脉的搭桥手术时，部分患者可能存在暴露困难的问题。另外，胸骨下段小切口冠脉搭桥术仍需部分切开胸骨，其手术创伤较左胸小切口冠脉搭桥术要大。目前，全球进行胸骨下段小切口冠脉搭桥术的患者比例较低。

11. 什么是冠状动脉杂交术？

　　冠状动脉杂交术指通过结合传统开胸冠脉搭桥术和经皮介入治疗各自的技术优点，采用微创冠脉搭桥术在非体外循环下完成左乳内动脉至左前降支的搭桥，同时使用介入支架或球囊治疗非前降支的病变血管的技术。

　　冠状动脉杂交术兼顾了搭桥手术的效果和介入治疗的微创性。小切口冠脉搭桥术和机器人辅助冠脉搭桥术避免了体外循环、胸骨劈开及主动脉操作，减少了外科创伤，并降低了术后脑卒中、出血和感染的风险，缩短了机械通气时间和住院时间。对于高龄、虚弱、合并外周血管疾病、肝肾功能障碍等高危外科手术风险的患者，这些方法具有显著优势。传统冠脉搭桥术中，乳内动脉桥的 10 年通畅率在 90% 以上，而静脉桥仅为 50%~60%。乳内动脉 - 前降支搭桥是目前公认的"金标准"，具有其他任何方法几乎无法比拟的远期通畅率和生存收益。在介入治疗中，最新的药物涂层支架的 10 年通畅率接近 80%。对于解剖结构简单的病变，其

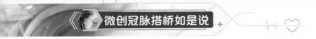

效果甚至优于大隐静脉桥。冠状动脉杂交术需要心内科、心外科的多学科合作，其优缺点见表1。

表1 冠状动脉杂交术的优缺点

项目	内容
优点	与传统开胸冠脉搭桥术相比，恢复时间更快
	降低冠脉搭桥术后脑卒中、出血和感染的风险，缩短了机械通气时间和住院时间
	保持胸骨完整，无须主动脉操作，无须体外循环
	乳内动脉－前降支桥的通畅率高于支架，而药物涂层支架在非前降支病变中的通畅率高于大隐静脉桥
	可以安全有效地处理复杂冠状动脉病变，如前降支弥漫性、钙化、闭塞等复杂病变，以及无保护左主干和分叉病变等
	对于解剖结构复杂的多支血管病变，冠状动脉杂交术比介入治疗具有更高的长期无事件生存率
缺点	仅限于少部分冠状动脉解剖适合的患者
	在技术上比传统开胸冠脉搭桥术或介入治疗更具挑战性
	可能需要配备昂贵的杂交手术室，技术推广存在困难

综上所述，与传统开胸冠脉搭桥术和介入治疗相比，冠状动脉杂交术在保证患者远期治疗效果的同时，极大地减少了手术创伤，是冠心病治疗的有效手段。

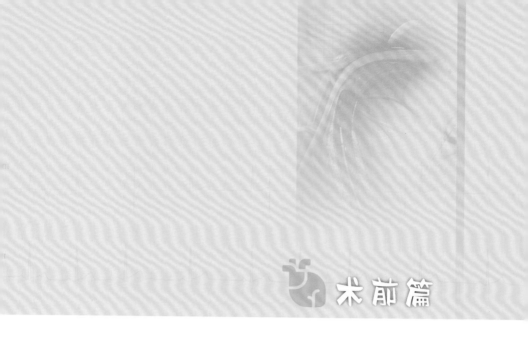

术前篇

12. 哪些患者更适合接受微创冠脉搭桥术?

理论上，所有适合进行单纯冠脉搭桥术的患者都可以进行微创冠脉搭桥术，甚至一些合并二尖瓣病变、主动脉瓣病变需要同期手术的患者，也可接受微创冠脉搭桥术。根据经验，以下人群更能从微创冠脉搭桥术中获益。

（1）女性患者　女性患者的身体质量指数（BMI）通常较高，而胸部脂肪厚度大于男性患者。同时，在绝经后，大多数女性存在骨质疏松的情况。因此，一般女性患者接受开胸手术后，胸骨愈合不良、脂肪液化、伤口感染及胸骨断裂的风险高于男性患者。针对这种情况，小切口冠脉搭桥术避免了胸骨切开，彻底消除了上述风险。

（2）高龄、营养不良、虚弱或一般情况不佳的患者　高龄和营养不良的患者同样面临与老年女性患者相似的骨质疏松风险。此外，由于营养状况不佳，胸骨及胸前区的切口愈合速度减慢，极易发生胸骨愈合不良，甚至有些患者在术后 2 周后出现胸骨感染和伤口裂开的情况。针对这部分患者，小切口冠脉搭桥术一方面彻底降低了伤口感染的风险，另一方面也减少了术中出血，缩短了手术时间，降低了并发症发生的风险，从而使患者能够更早地进行康复锻炼。

（3）重度肥胖的患者　这类患者由于皮下脂肪较厚，容易发生脂肪液化和切口不愈合的情况。然而，因患者肋间肌肉血运更加丰富，左胸小切口冠脉搭桥术伤口很少出现愈合不良的问题。同时，对于体重较大的患者，术后进行康复运动或咳嗽、咳痰时，胸骨断裂的风险也会增加。因此，这类患者接受小切口冠脉搭桥术可以显著获益。

（4）需要获取双侧乳内动脉的年轻患者 双侧乳内动脉和全动脉搭桥术可以显著延长 60 岁以下患者的预期寿命，并且桥血管的远期通畅率更高。然而，由于获取双侧乳内动脉后会显著影响胸骨的血供，这增加了胸骨愈合不良的风险。采用机器人辅助全动脉搭桥术获取双侧乳内动脉更加方便且损伤更小，这不仅改善了患者的远期预后，还消除了胸骨缺血不愈合的风险，使年轻患者获得更大益处。

除了上述患者外，所有接受微创冠脉搭桥术的患者都能从其微创特性中获益，包括减少输血及其带来的并发症，切口更加美观，降低患者的心理恐惧，提高接受度，加快术后康复速度，减少医疗和社会资源的消耗等。

13. 哪些患者不适合接受微创冠脉搭桥术？

对于某些特定病情的患者，小切口冠脉搭桥术可能并不是最佳选择。例如，肺功能严重不全的患者，由于无法承受单肺通气，他们可能无法接受这种微创手术。对于血流动力学不稳定的急诊手术患者，或者心功能不全、心脏极度扩大的患者，传统开胸冠脉搭桥术可能更为适宜，因为它提供了更大的操作空间和更直观的手术视野，有利于应对突发情况。

此外，有些患者的胸腔解剖结构可能不适合进行小切口冠脉搭桥术。例如，既往接受过左侧胸腔手术，因结核、放疗或感染导致左侧胸腔存在粘连的患者，以及有严重脊柱侧弯或漏斗胸等胸廓畸形的患者，这些患者解剖学的特殊性可能会增加微创手术的难度和风险。

总之，医疗团队需要根据患者的具体病情和体质，综合评估微创冠脉搭桥术的适应证，以确保手术的安全性和有效性。

14. 微创冠脉搭桥术会增加住院费用吗?

小切口冠脉搭桥术的患者术后恢复更快，在重症监护病房和普通病房的住院时间缩短，输血量减少，并发症发生率更低，因此其总平均住院费用甚至略低于传统开胸冠脉搭桥术的患者。在社会经济成本方面，微创冠脉搭桥术的优势同样明显。患者术后恢复时间的缩短，意味着有工作需求的患者及其陪护家属，能更快地回归日常生活和工作，从而减少术后康复与陪护引起的经济损失。传统开胸冠脉搭桥术后，患者可能需要较长时间的康复和休息，这不仅影响个人收入，也会对社会经济产生间接影响，如工作缺席引起的效益下降等。小切口冠脉搭桥术的患者出院后无须使用胸骨约束带保护，可以更快地进行康复和体力训练，促使患者尽早回归社会。对于家庭而言，患者出院后的护理和康复费用也将大大降低。

总之，微创冠脉搭桥术通过减少住院时间、降低并发症风险和加快患者恢复速度，可有效地减轻患者的经济负担，同时对整体的社会经济成本产生积极影响。通过减少医疗资源的使用和缩短患者及其陪护家属的工作缺勤时间，微创冠脉搭桥术在提升医疗效率和减少社会负担方面具有重大的意义。

15. 微创冠脉搭桥术的切口如何选择?

微创冠脉搭桥术的切口通常位于左胸前区第 4 肋间或第 5 肋间乳头下方。术前需要根据患者的胸部 X 线片和胸部 CT 检查结果，判断心尖的位置，一般心尖位于切口正中（图 9）。术前还需根据胸部 CT 胸骨重建的情况，判断患者是否存在肋间隙狭窄、肋骨融合等问题。如果存在这些问题，切口应尽可能地避开病变和畸形的肋间。同时，切口的位置需要依据患者搭桥手术的靶血管位置进行相应调整：对于前降支单支病变的患者，切口一般靠内，使前降支吻合区域位于切口正中；对于需要进行心脏侧壁（回旋支区域）和心脏下壁（右冠状动脉主干、后降支及左室后支）血管吻合的患者，切口一般要偏外侧，通常使心尖位于切口内侧1/3 的位置；对于横位心、心脏较大的患者，切口也应相对偏外侧，以便更好地暴露心脏侧壁和下壁。

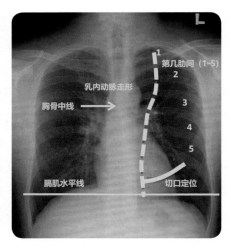

图 9　微创冠脉搭桥术切口选择，心尖部位于切口正中

需要特别注意的是，切口靠内侧，虽然对前降支的吻合更加便利，但暴露侧壁和下壁血管相对困难，而切口靠外侧，可能导致前降支吻合区域位于切口内侧。在进行前降支吻合时，需要借助心包牵引和体位调整，使心脏向左后方旋转，以更好地暴露前降支。

在获取乳内动脉方面，通过小切口直视获取乳内动脉时，通常在第 5 肋间进胸，可以更加充分地显露下段乳内动脉，能够获取至乳内动脉远端分叉水平，而在第 4 肋间进胸时，乳内动脉远端的显露可能存在困难，需要手术助手通过拉钩进行辅助显露。当预计前降支吻合位置较高时，选择第 4 肋间可能更加有利。

16. 微创冠脉搭桥术的指征有哪些?

微创冠脉搭桥术的指征与传统开胸冠脉搭桥术一致，适用于冠状动脉狭窄或阻塞导致心肌供血不足的患者。

冠状动脉主要分支显著狭窄超过 70% 的患者，在药物治疗或介入治疗效果不佳，或因解剖结构不适合进行介入治疗的情况下，需考虑其他治疗方案。

（1）冠状动脉左主干狭窄大于 50% 的患者　2 支或 2 支以上主要冠状动脉（尤其是左前降支）存在重要病变，且解剖结构复杂（SYNTAX 评分 ≥ 32 分的患者）。

（2）合并糖尿病　对于糖尿病合并多支血管病变的患者，微创冠脉搭桥术效果比介入治疗更加理想。

（3）解剖结构复杂的冠状动脉病变　对于那些患有复杂冠状动脉疾病的患者，如冠状动脉长段狭窄、重度钙化或多次介入治疗失败的患者，微创冠脉搭桥术提供了更好的长期效果。

（4）心脏功能障碍　在左心室功能显著降低的情况下，微创冠脉搭桥术可以实现完全的血运重建，改善心肌的血液供应，提高心脏功能。

需要强调的是，是否进行微创冠脉搭桥术不仅取决于上述指征，而且需要考虑患者的整体健康状况、年龄、合并症及手术风险等因素。在考虑微创冠脉搭桥术时，医生会综合评估患者的情况，包括利用心脏检查（如冠状动脉造影）来详细了解冠状动脉的状况。此外，患者与医生之间的充分沟通也是确定最合适手术方式的重要组成部分。

17. 左胸小切口冠脉搭桥术的禁忌有哪些？

左胸小切口冠脉搭桥术与传统开胸冠脉搭桥术的原理和搭桥策略基本一致。因此，传统开胸冠脉搭桥术的禁忌证也是左胸小切口冠脉搭桥术的禁忌证。

（1）解剖结构　患者冠状动脉存在弥漫性闭塞病变，所有远端搭桥血管的直径均小于 1mm，因此进行左胸小切口冠脉搭桥术对心脏血供的改善效果不佳。

（2）存活心肌　患者发生过严重的大面积心肌梗死，心功能显著下降，射血分数低于 30%，心脏明显扩大，并且通过心脏磁共振成像和心肌核素检查未发现明显存活心肌。这类患者已进展到缺血性心肌病阶段，左胸小切口冠脉搭桥术无法改善心脏功能。

（3）患者一般情况　合并恶性肿瘤晚期或全身多发严重疾病，身体状况较差，预期寿命较短，难以耐受心脏手术的患者。

左胸小切口冠脉搭桥术通过小切口完成对冠状动脉的显露、血管吻合及主动脉吻合等一系列操作，其手术操作更加精细，对手术的显露要求也更高。目前，大部分接受传统开胸冠脉搭桥术的患者都可以接受小切口冠脉搭桥术。在技术成熟的医院，小切口冠脉搭桥术可以占全部冠脉搭桥术的 85% 以上。然而，仍有一些患者不适合接受小切口冠脉搭桥术，只能接受传统开胸冠脉搭桥术治疗。

小切口冠脉搭桥术的绝对禁忌包括紧急情况下的抢救手术、胸廓严重畸形导致无法完成心脏显露（如严重漏斗胸、鸡胸、肋骨融合、左侧多发肋骨骨折史及脊柱侧弯导致的胸廓畸形等）、左侧胸腔严重粘连（包括结核性胸膜炎病史、左侧肺部手术史、左侧脓胸病史、左侧肺癌或乳腺癌放疗导致的严重胸腔粘连等）、需要同期完成其他心脏手术（如二尖瓣手术、主动脉瓣手术、大血管手术等）。

除上述禁忌证外，对于合并一些特殊情况的患者，选择小切口冠脉搭桥术时应更加慎重。需要根据患者的具体情况，制订特殊手术预案后，再进行微创冠脉搭桥术治疗。

18. 术前合并主动脉病变的患者可以接受微创冠脉搭桥术吗？

主动脉病变包括主动脉钙化、粥样硬化斑块及溃疡、主动脉扩张等。传统来说，主动脉病变被视为小切口冠脉搭桥术的相对禁忌证。然而，随着技术的进步、微创搭桥主动脉非接触技术的提出，主动脉病变患者目前也可以接受小切口多支动脉搭桥术。

小切口冠脉搭桥术中，若需要采用主动脉－大隐静脉－冠状动脉的搭桥方法，则需将大隐静脉的近端缝合在主动脉上。主动脉是人体中血流量最大、血流速度最高、压力最大且最粗的血管。在进行冠脉搭桥术时，需要使用侧壁钳对主动脉进行部分阻断，以便进行主动脉打孔和桥血管缝合的操作。冠心病患者主要为老年人，与心脏血管病变类似，许多老年人的大动脉（如主动脉、颈动脉、下肢血管和颅内血管等）也会发生动脉粥样硬化的改变。如果主动脉存在斑块，在对主动脉进行钳夹时，可能会引起斑块碎裂、脱落，形成栓子。这些脱落的斑块可能导致外周动脉栓塞，引发严重并发症，如脑卒中、肾动脉栓塞导致的肾坏死、下肢动脉栓塞导致的肢体坏死等。此外，对于存在斑块和钙化的患者，在对主动脉进行钳夹时，由于主动脉内膜的病变极易发生主动脉损伤，导致最严重的并发症——主动脉夹层。因此，对于主动脉存在钙化、斑块或扩张的患者，小切口冠脉搭桥术在过去是难以实施的。

近年来，随着技术的发展，对于主动脉病变的患者，可以采用主动脉非接触技术进行冠脉搭桥术，将桥血管的近端吻合在左侧腋动脉，或采用双侧乳内动脉原位吻合等方法，避免对主动脉的钳夹（图10）。目前，对于经验丰富的医生，主动脉病变的患者也可以接受常规小切口冠脉搭桥术。

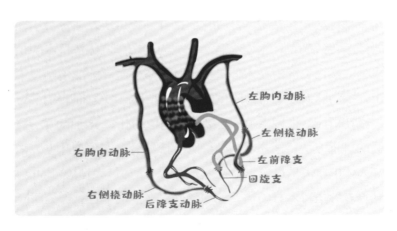

图 10　主动脉非接触技术全动脉化搭桥适用于主动脉钙化患者

19. 术前合并呼吸功能不全的患者可以接受微创冠脉搭桥术吗？

呼吸功能严重低下的患者，如肺功能检查提示重度慢性阻塞性肺病（COPD），或术前合并严重低氧血症的患者，本身就是全身麻醉手术的高风险人群。与传统开胸冠脉搭桥术不同，小切口冠脉搭桥术需要通过左侧胸腔来进行手术操作。在手术时，患者需要双腔气管插管，暂停左肺通气，术中只有右肺在通气。呼吸功能正常的患者，在一侧肺通气的时候，也可以满足身体对于氧气的需求，氧合指标通过代偿可以接近正常值。但是，如果患者存在严重的呼吸功能不全，术中可能无法耐受单肺通气，此时需要借助其他的辅助手段来完成，避免氧合处于失代偿状态而发生严重的低氧血症。

接受小切口冠脉搭桥术的患者，术前需进行肺功能、血气分析及胸部 CT 检查。根据北京大学第三医院的经验，术前血气分析指标在不吸氧的情况下，氧分压应不低于 70mmHg，第 1 秒用力呼气容积（FEV_1）应占预计值的 70% 以上，或一秒率（FEV_1/FVC）大于 50%。在这样的条件下，术中患者通常能够耐受单肺通气，顺利完成微创冠脉搭桥术。

20. 术前心功能差、心力衰竭的患者可以接受微创冠脉搭桥术吗？

冠心病患者出现心功能下降，大多是由心脏严重缺血引起的，许多患者经历过心肌梗死的打击。这部分患者的冠状动脉狭窄往往比较严重，甚至发生冠状动脉闭塞，涉及多支血管病变。冠脉搭桥术可以实现心脏的完全血运重建，恢复缺血心肌的血供，从而明显改善患者的心脏功能。

如果患者心脏功能轻度受损，射血分数在 40%~50%，通常存在存活心肌，且心脏扩大并不严重。对于这部分患者，微创冠脉搭桥术可以实现与传统开胸冠脉搭桥术相同的血运重建效果。心脏扩大的程度不严重，手术过程中不会因心脏扩大而导致暴露和操作困难。同时，在手术中翻动心脏时，血压相对平稳，因此这类患者可以接受常规微创冠脉搭桥术。

如果患者出现了严重的心功能受损，甚至术前有明显的心力衰竭症状，这部分患者的射血分数可能已经下降到 40% 以下。首先要评估患者是否还存在存活心肌。如果心脏磁共振成像和心肌核素检查证实患者不存在存活心肌，那么这部分患者的病情已经进展到缺血性心肌病阶段，失去了进行冠脉搭桥术的机会，无论是传统开胸冠脉搭桥术还是微创冠脉搭桥术，都无法明显改善患者的症状和延长预期寿命。如果检查证实患者仍有存活心肌，这表明接受冠脉搭桥术后患者的心功能能够得到一定程度的恢复，患者仍有进行冠脉搭桥术的必要。

如果患者心功能严重低下且心脏扩大（左室舒张末径大于60mm），依据北京大学第三医院心脏外科的经验，决定成功进行微创冠脉搭桥术的关键在于术中对侧壁、下壁血管的有效暴露。这需要结合患者的胸廓大小和心脏位置进行判断。若术中因翻动心脏导致循环波动，则需要借助股动静脉进行体外循环或体外膜肺氧合辅助下进行手术治疗（图 11）。对于这类患者，必要时仍建议采用传统开胸冠脉搭桥术，以确保患者的安全。

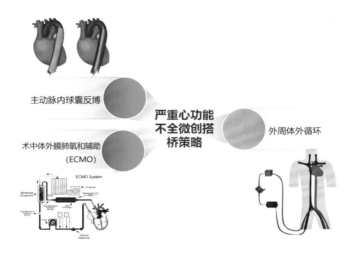

图 11　严重心功能不全患者微创冠脉搭桥策略

21.重度肥胖的患者可以接受微创冠脉搭桥术吗?

肥胖并不是微创冠脉搭桥术的禁忌证。如前文所述,肥胖患者接受小切口冠脉搭桥术可以明显降低胸骨愈合不良和伤口感染的风险,相较其他患者,微创手术的获益更高。根据北京大学第三医院的经验,轻、中度肥胖对手术的影响不大,可以正常接受微创冠脉搭桥术。然而,对于重度肥胖(BMI $> 30kg/m^2$)的患者,手术难度会明显增加。重度肥胖患者,无论是接受传统开胸冠脉搭桥术还是小切口冠脉搭桥术,手术难度和风险都会明显增加。手术难度和风险主要体现在以下几个关键方面。

(1)手术操作困难　肥胖患者在心脏手术中可能面临更高的风险,手术时间可能会更长,过程更为复杂,因为肥胖可能导致解剖标志不明显,从而给手术操作带来困难。

(2)麻醉风险　肥胖患者在麻醉管理方面可能面临更大的

挑战，如气管插管困难和呼吸功能的改变，这可能增加麻醉过程中的风险。

（3）术后并发症　肥胖患者在心脏手术后更容易出现并发症，如感染、伤口愈合不良、深静脉血栓形成和肺部并发症。

（4）康复过程　肥胖患者的术后恢复可能更加困难和缓慢，因为体重过重可能影响他们进行必要的身体活动和康复训练。

随着经济的快速发展、生活方式的变化，我国人口的肥胖率持续上升。肥胖增加了许多健康问题的风险，包括心血管疾病、2 型糖尿病、高血压、脂肪肝及某些类型的癌症。这些疾病给我国的医疗保健系统带来了沉重的负担。

在进行小切口冠脉搭桥术时，肥胖患者胸壁较厚，可能导致术中暴露困难。同时，由于肥胖患者体重较大，为了获得理想的手术视野，胸壁悬吊所需的牵拉力也大于正常体重患者，这容易导致肋骨骨折等手术副损伤，增加患者术后疼痛。针对这类患者，可以考虑采用机器人辅助微创冠脉搭桥术。这种方法不仅能够在手术中实现良好的暴露和精细的操作，还可以减少手术对胸壁和肋骨的损伤，切口也更加美观（图 12）。

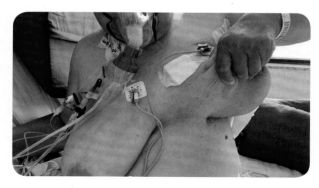

图 12　重度肥胖患者接受机器人辅助小切口冠脉搭桥术

22. 传统开胸冠脉搭桥术后桥血管堵了的患者可以 接受微创冠脉搭桥术吗？

接受过传统开胸冠脉搭桥术的患者如果再次出现心肌缺血症状，经过复查发现自身血管或桥血管出现病变进展、狭窄或闭塞，而药物治疗和介入治疗无效时，则需要考虑接受再次搭桥手术。在选择再次搭桥手术策略时，需要根据患者血管病变的位置和桥血管狭窄的情况，判断能否接受微创冠脉搭桥术。对于部分患者，再次搭桥手术采用小切口冠脉搭桥术可能降低手术风险和手术难度，并减小手术创伤。

冠脉搭桥术在我国已经有超过 30 年的历史。尽管搭桥手术的桥血管通畅率理想，远期并发症发生率较低，但随着时间的推移，一部分接受过搭桥手术的患者可能会出现桥血管粥样硬化、退化及闭塞的情况；原本没有严重病变的冠状动脉血管也可能发生狭窄。再次实施传统开胸冠脉搭桥术的风险和难度远远高于首次搭桥手术，其主要原因如下。

（1）解剖结构的变化 首次手术可能改变心脏及周围组织的解剖结构，使得再次手术更加复杂。

（2）瘢痕组织 首次手术会在心脏和胸腔内形成瘢痕组织，这增加了再次手术的技术难度。

（3）血管选择 如果在首次手术中已经使用了某些血管作为移植物，那么在再次手术中可供选择的血管可能会受到限制。

（4）患者的整体健康状况 进行再次手术的患者可能由于年龄、慢性疾病或其他并发症的影响，其整体健康状况不如首次手术时。

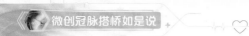

（5）并发症发生风险增加　再次手术可能伴随更高的感染风险、心脏并发症和肾功能损害等风险。

再次搭桥手术的主要挑战在于分离粘连时可能发生出血，以及心脏和血管组织的损伤。传统开胸冠脉搭桥术由于胸骨后的瘢痕和粘连较重，在开胸时存在心脏破裂和桥血管损伤的风险。小切口冠脉搭桥术由于与传统开胸冠脉搭桥术的入路不同，可以避开主要的心脏粘连区域，较容易地实现对心脏侧壁和下壁的暴露。对于需要对回旋支和右冠状动脉进行再次搭桥的部分患者，小切口冠脉搭桥术更加安全、简单。

尽管再次搭桥手术的风险和难度增加，但对于某些患者来说，它可能仍然是提高生活质量和延长生存期的重要治疗方法。是否进行手术，以及如何进行手术，需要心脏外科医生根据患者的具体情况来决定。进行充分的术前评估和准备，选择经验丰富的医疗团队，对于提高手术成功率和减少并发症至关重要。

23. 急诊手术可以选择微创冠脉搭桥术吗？

血压和心率较为稳定的患者，以及能够通过药物控制心绞痛的急诊患者，可以选择接受微创冠脉搭桥术。但是，需要做好体外循环辅助和转为正中开胸手术的准备。一些极为危重的抢救手术患者，需要通过正中开胸迅速建立体外循环来抢救生命，这部分患者不适合接受小切口冠脉搭桥术。

紧急状态下的抢救手术：左胸小切口冠脉搭桥术由于切口入路与传统开胸冠脉搭桥术不同，难以在患者血压不稳定、紧急抢救时短时间内建立体外循环。在危急情况下需要通过股动静脉进行体外循环辅助或转为正中开胸手术。这不仅增加了患者的手术创伤，也增加了手术风险。因此，对于术前已经出现血压和心率不稳定、心肌缺血发作持续不缓解的患者，左胸小切口冠脉搭桥术是不适用的。

非抢救的亚急诊手术：药物可以控制的心绞痛、病情稳定的左主干病变、前降支近端 95% 以上狭窄等患者，可以选择接受小切口冠脉搭桥术，但由于患者血管病变严重，术前麻醉及术中都可能发生心肌严重缺血，因此需要做好几种手术预案。具体措施包括术前对股动静脉进行评估，做好通过股动静脉建立体外循环的准备；若麻醉诱导时出现心电图缺血性改变并伴有循环不稳定，应及时放置主动脉内球囊反搏（IABP）；若缺血和循环情况在短时间内仍不能缓解，则需改为传统开胸冠脉搭桥术；消毒时应预留双侧静脉，对于合并心功能重度不全和心脏严重扩大的患者，应游离好股动静脉备用；做好体外循环预案准备等。

总之，对于急诊、亚急诊手术，传统开胸冠脉搭桥术是较为安全的选择。经验丰富的医生，对于非抢救的亚急诊手术，可以在做好预案的情况下进行小切口冠脉搭桥术，并在术中做好中转传统开胸冠脉搭桥术的准备。目前，北京大学第三医院已完成超过 1200 例左胸小切口冠脉搭桥术，其中中转传统开胸冠脉搭桥术的患者比例小于 0.3%。

24. 为什么锁骨下会多 1 个手术切口？

冠脉搭桥术如其名称所示，需要在狭窄的血管近端和远端架起一座"桥梁"。目前，最常使用的"桥"血管包括乳内动脉、大隐静脉和桡动脉。在我国，医生会对超过 90% 的患者用大隐静脉进行搭桥。桥的近端与主动脉（最大的动脉血管）吻合，另一端则与冠状动脉吻合。在进行小切口冠脉搭桥术时，需要使用侧壁钳对主动脉进行部分阻断。当主动脉存在扩张、斑块和钙化时，夹持主动脉可能会导致斑块脱落，引发脑卒中，更严重的情况可能导致主动脉撕裂，引起致命的主动脉夹层。

对于主动脉存在病变的患者，临床医生可能采用将大隐静脉桥的近端缝合在锁骨下动脉上的方法（图13），以避免对主动脉进行钳夹，从而完全避免主动脉操作导致的脑卒中和主动脉夹层的风险。外科医生会在左侧锁骨下开一个 3~5cm 的小切口，以完成锁骨下动脉的暴露和桥血管的近端吻合。目前已证实，腋动脉－大隐静脉－冠状动脉搭桥的方法，桥血管的通畅率与传统的大隐静脉搭桥一致，是解决小切口微创冠脉搭桥术中主动脉病变问题的有效方法。这种方法不会增加手术并发症，切口美观，手术创伤小，极大地拓宽了小切口冠脉搭桥术的适应证。

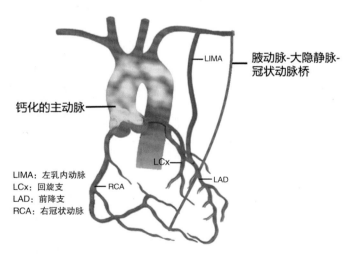

图 13　腋动脉－大隐静脉－冠状动脉搭桥示意图

手术评估与准备

25. 微创冠脉搭桥术前需要做哪些评估?

微创冠脉搭桥术的术前评估，除了需要进行传统开胸冠脉搭桥术的全部术前评估外，还需要评估患者的呼吸功能、肺部病变情况、胸廓形态及外周血管情况。常规术前评估项目见图14。

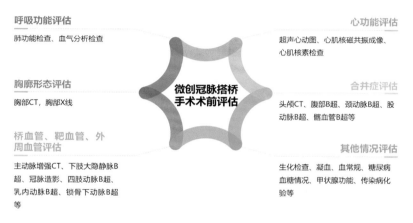

呼吸功能评估
肺功能检查、血气分析检查

心功能评估
超声心动图、心肌核磁共振成像、心肌核素检查

胸廓形态评估
胸部CT、胸部X线

微创冠脉搭桥手术术前评估

合并症评估
头颅CT、腹部B超、颈动脉B超、股动脉B超、髂血管B超等

桥血管、靶血管、外周血管评估
主动脉增强CT、下肢大隐静脉B超、冠脉造影、四肢动脉B超、乳内动脉B超、锁骨下动脉B超等

其他情况评估
生化检查、凝血、血常规、糖尿病血糖情况、甲状腺功能、传染病化验等

图 14　微创冠脉搭桥术前常规评估项目

26. 微创冠脉搭桥术前特殊评估的意义是什么?

左胸小切口冠脉搭桥术与传统开胸冠脉搭桥术相比，由于手术入路不同，术中需要单肺通气，以及主动脉近端吻合操作需要钳夹等，术前应对患者进行更细致的评估，并严格把握手术适应证。

（1）呼吸功能评估　由于小切口冠脉搭桥术中需要进行单肺通气，对患者的肺功能要求更高，如果患者术前已存在严重的低氧血症，术中可能无法耐受单肺通气，从而对手术的暴露和操作造成障碍。通常情况下，若患者在入院时未吸氧的情况下进行血气分析，且氧分压低于 60mmHg，则被认为存在呼吸衰竭，进行小切口冠脉搭桥术时可能无法耐受术中单肺通气。此外，在小切口冠脉搭桥术前，应更加重视患者肺功能检查的结果。若根据肺功能第 1 秒用力呼气容积和一秒率的检查结果，提示患者存在重度阻塞性呼吸功能障碍（FEV_1/ 预计 FEV_1 < 70%，FEV_1/FVC < 50%），则该类患者也无法耐受小切口冠脉搭桥术中单肺通气。除了肺功能和血气分析的评估外，术前胸部 CT 对判断患者肺部病变情况也具有重要意义。对于存在严重肺间质病变、肺结核导致的肺组织严重受损、因职业病导致的毁损肺等患者，则不建议进行小切口冠脉搭桥术。

（2）胸廓形态评估　建议在术前对患者进行胸廓 CT 平扫检查，以判断是否存在胸廓畸形。小切口冠脉搭桥术需要通过第 4 肋间或第 5 肋间切口进入胸腔进行操作。若患者存在严重的胸廓畸形，则难以充分显露心脏血管，增加手术难度。胸廓严重畸形是小切口多支冠脉搭桥术的禁忌证。目前，常见无法接受小切口冠脉搭桥术的胸廓畸形包括严重的漏斗胸、多发肋骨融合、严重脊柱侧弯及胸膜钙化等。

（3）外周血管评估　小切口冠脉搭桥术中如果遇到突发情况，导致血压、心率等循环指标不稳定，对患者来说是非常危险的。这种术中的不稳定多发生于：①术前患者心功能不全，心脏较大，在显露患者侧壁、下壁血管时，翻动心脏可能会挤压心脏，引起心输出量明显减少，导致低血压和心律失常。②一些血管病变非常严重的患者，如严重的左主干及前降支近段病变、右冠状动脉主干次全闭塞等，手术过程中可能出现心肌缺血，导致患者血压和心律不稳定。③术中操作导致的心脏和大血管损伤，短时间内大量出血。在遇到这些情况时，需要通过股动脉和股静脉迅速建立外周体外循环，以维持患者生命体征的平稳，并视情况决定继续完成小切口冠脉搭桥术还是转换为传统开胸冠脉搭桥术。因此，建议对于所有小切口冠脉搭桥术的患者，术前应完善股动静脉和髂血管的评估，以确保术中可以快速、顺利地建立外周体外循环。

（4）手术入路和切口选择评估　小切口冠脉搭桥术最重要的是心脏的显露，需要根据心脏的位置来确定切口。同时需要在术前通过胸部 CT 评估主动脉与肺动脉的关系、心脏前方纵隔空间的大小，以及心脏是否为横位，从而确定术中能否容易显露主动脉并完成近端吻合。（具体见"微创冠脉搭桥术的切口如何选择？"部分）

27. 为什么有些患者做完小切口冠脉搭桥术后还需要接受介入治疗？

冠状动脉杂交术是一种兼顾微创性和手术效果的成熟技术（图 15）。目前，一部分患者的前降支冠状动脉病变严重，无法接受介入治疗，但其回旋支或右冠状动脉可能为局限病变，介入治疗效果更为理想。这部分患者采用微创冠脉搭桥术联合介入治疗的冠状动脉杂交术可以获得理想的治疗效果。目前，冠状动脉杂交术分为"一站式"杂交（在手术室一次手术完成微创冠脉搭桥术和介入治疗）和"分站式"杂交（微创冠脉搭桥术和介入治疗分开进行）。

"一站式"杂交需要具备影像设备的杂交手术室，还需要心内科、心外科医生同时进行手术。目前，我国具备上述条件的医院较少，大部分患者接受的都是"分站式"杂交，即由心外科医生通过小切口冠脉搭桥术，完成乳内动脉 – 前降支的搭桥术，术后恢复 3~5 天后，再由心内科医生在导管室对回旋支和右冠状动脉进行介入治疗，也可以先行介入治疗，择期再行小切口冠脉搭桥术。

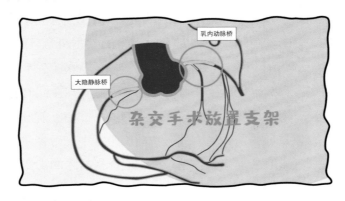

图 15　结合微创冠脉搭桥术与介入治疗的冠状动脉杂交术

28. 微创冠脉搭桥术会用哪些血管作为桥血管呢？

微创冠脉搭桥术和传统开胸冠脉搭桥术所用的桥血管是一致的，主要包括双侧乳内动脉、桡动脉和大隐静脉（图 16）。

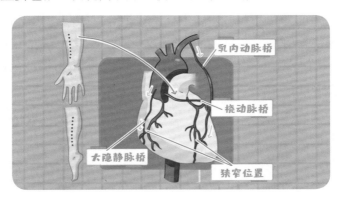

图 16　常用桥血管包括乳内动脉、大隐静脉及桡动脉

（1）乳内动脉　乳内动脉又称为胸廓内动脉，位于胸骨旁，起源于锁骨下动脉，有左、右 2 支。在搭桥手术中，需要将乳内动脉游离出来，结扎其分支，将远端切断，与冠状动脉进行吻合。乳内动脉的结构与冠状动脉相似，粗细匹配度较好，是目前搭桥手术中最佳的移植血管，其 10 年通畅率在 90% 以上。但由于其长度有限，一般多用于前降支的搭桥。结合微创、机器人手术技术，可以获取双侧乳内动脉，部分患者可以实现对前降支、回旋支及右冠状动脉 3 个区域的全乳内动脉搭桥。

（2）大隐静脉　大隐静脉行走于内踝前方，向上行走于小腿内侧，经膝关节内侧向上行走于大腿内侧，汇入腹股沟区的股静脉。大隐静脉是搭桥手术中最常用的桥血管，其获取容易，长度可根据桥血管的需要进行取材，使用方便。通常作为乳内动脉之外的第二移植血管。与动脉血管不同，大隐静脉内膜随着时间的推移更容易发生增生硬化，其远期通畅率不如动脉桥，10 年通畅率一般为 50%~60%。

（3）桡动脉　桡动脉是肱动脉的终末分支之一。桡动脉长约 20cm，直径一般为 2~4mm，走行于前臂外侧，中医把脉时触及的搏动即为桡动脉搏动。自肘窝中心以下 2.5cm 处向外下至桡骨茎突的内侧画一直线，为桡动脉的体表投影。桡动脉作为动脉桥血管，其结构与乳内动脉类似，但桡动脉肌层发育得更加发达，研究报道桡动脉具有良好的远期通畅率，与乳内动脉相近，但由于桡动脉血管壁平滑肌含量高，围手术期极易发生痉挛，严重时可能诱发急性心肌梗死。一般认为，桡动脉痉挛可能与冠状动脉竞争血流有关，所以桡动脉一般用于右冠状动脉极重度狭窄的情况。

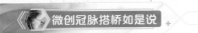

29. 动脉桥和静脉桥如何选择？

目前的研究表明，动脉桥的远期通畅率明显优于大隐静脉桥。以乳内动脉为例，左侧乳内动脉－前降支搭桥的 10 年通畅率在 90% 以上。桡动脉和右侧乳内动脉的通畅率同样理想。动脉桥的组织结构与冠状动脉更为相似，因此在高压系统中其衰退的概率更低。既往文献报道，大隐静脉桥的 10 年通畅率为 50%~60%，其主要闭塞原因包括大隐静脉内膜损伤、粥样硬化病变和血栓形成。随着外科技术的不断进步，近年来提出了非接触（no-touch）方法获取大隐静脉，其远期通畅率显著提高。

在各项临床研究中，对于多支动脉桥的应用尚存在一定的争议。2024 年的"动脉再血管化研究"（Arterial Revascularization Trial，ART）表明，采用双侧乳内动脉并不能提高患者的远期生存率，但由于实验设计的问题，这项随机对照研究存在很大的局限性。另外，2019 年《美国心脏病学会杂志》发表的基于大样本量的回顾性研究表明，采用第二动脉桥（如桡动脉或右侧乳内动脉）可以降低患者 7 年内 14% 的死亡率。

动脉桥虽然远期通畅率更高，但由于动脉血管具有丰富的肌层，其容易发生血管痉挛。目前应用最多的桡动脉术后发生痉挛的比例在 10% 以上。一旦动脉桥发生痉挛，可能引起严重的心肌缺血。动脉桥痉挛可能与自身冠状动脉竞争血流有关。然而，获取双侧乳内动脉可能增加胸骨感染和愈合不良的风险；多支动脉桥可能增加围手术期并发症的风险。

在选择动脉桥和静脉桥的原则上，对年轻、身体状况良好且预期寿命较长的患者，应积极采用多支动脉桥。在应用桡动脉时，应确保靶血管的狭窄程度大于 90%，以降低因冠状动脉竞争血流导致的桡动脉痉挛风险。目前，对年龄低于 70 岁的冠心病患者，建议采用多支动脉桥或全动脉搭桥策略，以提高桥血管的远期通畅率，改善患者的长期预后。对年龄较大、身体状况不佳或合并症较多的患者，可选择大隐静脉桥作为第二支移植血管，以缩短手术时间并降低围手术期并发症风险。术后辅以规律且全面的冠心病二级预防药物治疗，也能获得理想的远期效果。

值得注意的是，大隐静脉作为移植血管时，其直径需要与冠状动脉直径相匹配。一般来说，大隐静脉直径在 2~4mm 较为理想。大隐静脉过细或过粗都会增加静脉桥闭塞的风险。因此，如果患者存在大隐静脉曲张、下肢外伤导致的大隐静脉损伤或大隐静脉过细的情况，建议采用桡动脉或双侧乳内动脉来代替大隐静脉作为桥血管。

30. 获取大隐静脉可以微创吗？效果怎么样？

在我国的冠脉搭桥术中，超过 90% 的患者需要使用大隐静脉作为移植血管。传统获取大隐静脉的手术切口，从足部内踝前方开始，沿着小腿内侧、经过膝关节内侧及大腿内侧向上延伸，至腹股沟区域。切口长度根据患者所需的桥血管数量而定。

微创获取大隐静脉是指通过内窥镜的方法，采用膝关节附近约 3cm 的切口来获取大隐静脉。手术医生使用扩张器沿大隐静脉扩张皮下隧道，然后注入二氧化碳气体以扩张皮下空间，再借助内窥镜和微创电凝剪依次切断大隐静脉的各个分支，并分离大隐静脉周围的结缔组织，最终获取整条大隐静脉。

对患者而言，微创手术创伤更小，切口更加美观，基本消除了下肢伤口感染的风险。术后下床活动时，下肢切口的疼痛轻微，患者也可以更早地进行康复锻炼和恢复社会功能。同时，由于内窥镜具备局部放大功能，视野更加清晰，手术操作过程中对组织的创伤更小。有经验的医生在内窥镜下获取大隐静脉的时间与传统切开获取大隐静脉的时间相近，甚至更短。微创获取大隐静脉是一项安全、可靠的手术方法。

31. 微创冠脉搭桥术的常见并发症有哪些?

微创冠脉搭桥术避免了胸骨损伤，术后恢复较快。然而，由于其胸腔内搭桥的操作与传统开胸冠脉搭桥术完全相同，微创冠脉搭桥术也可能发生与传统开胸冠脉搭桥术相同的并发症。微创冠脉搭桥术主要的常见并发症如下。

（1）术后出血　尽管微创冠脉搭桥术已经避免了胸骨的损伤，术中及术后出血明显减少，但由于手术中需要使用肝素进行抗凝，部分患者术前服用了抗血小板药物，术后容易出现凝血功能异常，导致伤口渗血增多。另外，术中获取乳内动脉分支后因灼烧止血而存在再通的可能性，加之胸腺和心包供血丰富，术后出血的风险仍然存在。若冠脉搭桥术后胸腔引流量每小时超过200mL并持续5小时，或在1小时内超过500mL，则需要考虑进行再次手术止血。

（2）心律失常　冠脉搭桥术后常见的心律失常包括心房颤动、房性期前收缩及室性期前收缩等，通常发生率接近30%。大多数心律失常是暂时性的，对患者血压影响不大。常见的原因包括血容量不足、低钾血症、心功能不全及低氧血症等。在纠正诱发因素后，大多数患者能够顺利康复，恢复正常心率。除上述情况外，还有一些少见且严重的心律失常，如频发多源性室性期前收缩、室性心动过速，甚至心室颤动。这些情况大多由严重的心脏缺血或心功能不全引起，一旦发生，患者随时面临生命危险，需要及时解除心脏缺血或应用心脏机械辅助装置以改善心脏功能。

（3）围手术期心肌梗死　围手术期心肌梗死是冠脉搭桥术后的一种严重并发症，通常由桥血管的急性血栓形成、桥血管痉挛、自身冠状动脉痉挛或闭塞引起，发生率为1%~2%。如果术后心肌损伤标记物肌钙蛋白升高超过正常值的10倍，并伴随心电图缺血性改变或超声心动图显示新发的室壁运动异常，即可诊断为围手术期心肌梗死。如果术后发生严重大面积心肌梗死，伴随血压不稳定及频发恶性心律失常，患者的死亡率很高，此时需要紧急再次进行冠脉搭桥术或介入治疗。

（4）脑卒中　脑卒中包括脑出血和脑梗死两种情况，冠脉搭桥术患者围手术期脑卒中发生率小于1%。但是，如果患者术前合并颈动脉或颅内动脉狭窄，围手术期脑梗死的风险增加。另外，在手术中进行升主动脉操作时，可能引起斑块脱落，导致脑栓塞。老年人血管弹性下降，伴随动脉粥样硬化的改变。对高血压患者而言，在围手术期更容易发生血压波动。当血压升高时，发生脑出血的风险将增加。脑卒中患者可能出现意识障碍、言语不清、四肢肌力下降等症状。值得注意的是，在术后早期，患者处于麻醉未醒状态，判断其意识存在难度。一般情况下，术后24小时仍未苏醒，应警惕是否存在脑卒中的情况，需要通过头颅CT或磁共振成像进行评估。对出现脑卒中的患者，一方面要尽早进行康复治疗，这对患者功能恢复至关重要；另一方面要更加注重呼

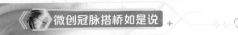

吸道护理，避免痰液堵塞或误吸引发肺部感染。

（5）肺部感染　肺部感染是冠脉搭桥术后最常见的并发症之一。引起肺部感染的主要原因是痰液引流不畅和细菌侵入。一些患者有长期吸烟的习惯，术后痰液分泌量会明显增加。合并心功能不全的患者，肺部渗出也会增多。另外，高龄、身体虚弱、营养状况不佳、长期卧床、存在慢性肺部疾病等情况的患者，术后可能出现咳痰和呼吸力量减弱的情况。由于术后患者需要通过呼吸机辅助呼吸治疗，如果使用呼吸机的时间超过 24 小时，细菌通过呼吸机管路侵入肺部的风险将大大增加。在痰液分泌增加、引流不畅及细菌侵入的共同作用下，一些患者会发生肺部感染。肺部感染会对患者的氧合情况产生严重影响，进一步导致患者呼吸机使用时间延长，甚至可能需要进行气管切开，以充分吸痰和恢复呼吸功能。术前的呼吸功能锻炼可以增强患者的咳痰和呼吸力量；通过雾化、戒烟、吸氧等治疗，可以减少和稀释痰液，便于引流；通过心功能调整，可以降低术后心力衰竭诱发肺炎的风险。因此，微创冠脉搭桥术患者术前进行充分的呼吸系统准备对于预防术后肺炎至关重要。

（6）菌血症与败血症　术后感染是所有外科手术都会面临的风险。尽管手术室和重症监护病房的无菌级别远远高于生活环境，但由于病房中存在大量定植的耐药菌，一旦发生感染，其危害程度和治疗难度远远大于院外感染。周围的生活环境中也存在大量细菌，但健康人与这些细菌接触，一般不会发生严重感染。一方面，健康人的皮肤和黏膜是一道屏障，阻止了绝大部分细菌进入体内；另一方面，健康人的免疫系统具备强大的识别和消灭进入体内细菌的能力。这些都为健康人提供了预防感染的基础。

接受冠脉搭桥术的患者大多是中老年人，身体状况和免疫力不如年轻人；心脏手术创伤大，手术时间长，术后患者的免疫力低于健康人；手术伤口、各种插管、术后的各种抽血、输血及治疗，都为细菌进入体内提供了途径。因此，心脏手术后患者发生感染的风险远远高于健康人。一旦发生严重血行感染，即所说的菌血症与败血症，可能会诱发全身炎性反应。严重情况下，可能继发中毒性休克和多器官功能衰竭，这是心脏手术后死亡率很高的并发症。在治疗上，对感染的患者需要积极留取体液、血液及痰液，进行细菌培养，针对感染细菌采用抗生素治疗；需要及时更换体内各种插管，去除感染源；对发生重症感染和多器官功能不全的患者还需要积极进行诸如透析、血管活性药、静脉营养及呼吸机治疗等器官支持。值得注意的是，对于外科手术后的感染，预防远远比治疗重要得多。这涉及多方面的内容，除了要求医护人员严格遵守无菌原则和预防性使用抗生素外，术前应保证患者及其家属皮肤清洁，在病情平稳的情况下，术前 1 天可以进行淋浴，配合医护人员充分备皮。术后应遵医嘱进食，补充优质蛋白质和能量，积极下床进行康复锻炼。

（7）伤口愈合不良和伤口感染　伤口愈合不良和伤口感染是所有外科手术可能面临的风险。微创冠脉搭桥术避免了胸骨的损伤，并且肋间切口的肌肉比正中开胸切口的肌肉更加丰富，血运更加充足，因此小切口冠脉搭桥术后发生伤口愈合不良的风险远低于传统开胸冠脉搭桥。根据北京大学第三医院心脏外科的统计，小切口冠脉搭桥术后发生伤口感染和开裂的患者不到1%。伤口愈合不良和伤口感染主要表现为术后约 7 天伤口出现红肿、渗液及开裂的情况。这部分患者经过换药和清创缝合后，伤口可以健康愈合。小切口冠脉搭桥术的伤口愈合不良风险远低于传统开胸冠脉搭桥术，伤口感染需要清创的手术创伤、手术难度及患者的痛苦程度也远低于传统开胸冠脉搭桥术。因此，小切口冠脉搭桥术在伤口愈合方面具有传统开胸冠脉搭桥术无可比拟的巨大优势。

32.冠脉搭桥术前多久不能吃饭、不能喝水?

通常情况下，成人在手术前需要禁食6~8小时、禁水2~4小时（图17）。这样做主要有以下原因：①防止在麻醉过程中出现呕吐和误吸。如果胃内有食物和液体，在麻醉后，身体的保护性反射如吞咽、咳嗽等会减弱或消失，胃内容物可能反流进入气管，导致严重的呼吸道梗阻甚至窒息，这是极其危险的情况。②保证胃处于相对空虚的状态，有利于手术操作。

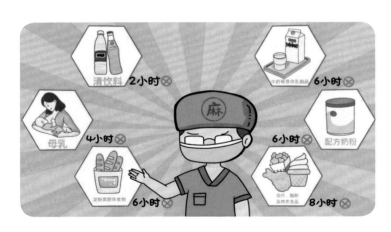

图 17   术前禁食、禁水注意事项

然而，如果存在某些特殊疾病，如糖尿病、胃肠功能紊乱等，患者及其家属需要与医生进行充分沟通，以便制订适合的禁食、禁水方案，既要保障手术安全，又要尽量减少对患者身体的不良影响。总之，准确遵循医生规定的术前禁食、禁水时间是确保手术安全的重要环节。患者及其家属应认真听取医护人员的意见，如有任何疑问或特殊情况，及时与医护人员沟通，以保障手术能够顺利、安全地进行。需要注意的是，具体的术前禁食、禁水要求务必以医生的专业意见为准。

33. 没有喘憋的症状，感觉呼吸没有问题，为什么要进行术前呼吸功能锻炼？

　　冠脉搭桥术后最常见的是呼吸系统并发症，包括肺部感染、肺不张和胸腔积液等。其中，肺部感染是冠脉搭桥术后导致患者死亡的最常见并发症之一。冠心病患者多以老年人为主，随着年龄的增长，患者的体力和呼吸功能都会逐渐减弱。有些患者还有长期吸烟的习惯，导致呼吸功能受损更加严重。长期呼吸空气中的各种污染物也会对患者的呼吸功能造成不利影响。考虑到上述原因，冠心病患者术前合并呼吸功能不全的情况非常常见。

　　尽管许多患者在术前并没有出现喘憋的症状，但术前呼吸功能检查显示他们存在呼吸功能不全和阻塞性通气功能障碍。对于呼吸功能受损更严重的患者，术前血气分析显示已经存在低氧血症。这些患者虽然没有明显的呼吸系统症状，但其呼吸功能储备非常差。在接受全身麻醉手术时，由于使用肌肉松弛剂，患者的自主呼吸完全消失，气管插管后会刺激呼吸道，使呼吸道分泌物和痰液增多。术后卧床导致患者的肢体和呼吸肌力量进一步下降。

另外，接受心脏手术后，机体的整体代谢率增加。当心率加快、体温升高时，机体对氧气的需求比平时更高。综上所述，心脏手术后的患者呼吸功能会进一步下降，而机体对氧的需求增加。这将导致许多术前没有临床症状但存在呼吸功能不全的患者，术后出现呼吸衰竭和低氧血症的危重情况。

微创冠脉搭桥术中，患者需要单肺通气。与传统开胸冠脉搭桥术相比，微创冠脉搭桥术需要进入左侧胸腔，患者术后可能会出现左侧胸腔积液。此外，微创冠脉搭桥术中需要对肋骨进行牵拉，这会导致患者术后早期的疼痛，并可能减少患者的呼吸与咳痰运动。因此，微创冠脉搭桥术对患者的呼吸功能要求更高。

术前进行呼吸功能锻炼具有重大意义（图18）。

（1）提高肺容量和通气功能　呼吸功能锻炼通过增加肺部的活动量，帮助患者恢复肺部容量，增加氧气摄入，从而提高血氧水平。

（2）预防肺部并发症　定期进行深呼吸练习有助于保持肺泡开放，降低感染风险，预防肺部并发症，如术后肺部感染或肺不张。

（3）促进心血管系统功能　呼吸功能锻炼能够提高血液中的氧气含量，有助于促进血液循环，从而加快康复过程中所需的营养和氧气的运输。

（4）促进康复　呼吸功能锻炼可以减轻术后疼痛和改善情绪，有助于放松身体，减轻术后疼痛，同时通过减轻焦虑和压力，促进心理恢复。此外，呼吸功能锻炼还能加快整体康复速度，缩短住院时间，使患者更快恢复社会功能。

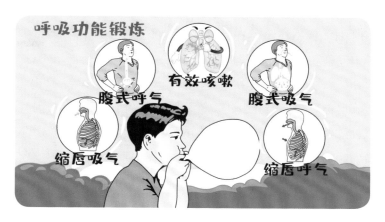

图 18　微创冠脉搭桥术前患者应接受系统的呼吸功能锻炼

34. 如何有效地进行呼吸功能锻炼和呼吸功能储备？

呼吸功能锻炼对患者术后恢复和预防并发症具有重要意义。所有接受微创冠脉搭桥术的患者，都需要在术前进行系统、规范的呼吸功能锻炼。

（1）呼吸功能训练器　手术前使用呼吸功能训练器是进行呼吸功能锻炼的一种常见的方式，旨在提高患者的呼吸功能。这对于预防术后并发症，如肺部感染和肺不张，尤为重要。使用呼吸功能训练器的注意事项有以下几点：①在开始使用前，熟悉呼吸功能训练器的基本组成部分及其工作原理。呼吸功能训练器包括1个管道系统和1个或多个含有小球或其他指示器的腔（图19，推荐图中的2种，左图的阻力可调，右图的使用更加简单便捷，两者的训练效果一致）。②在使用呼吸功能训练器时，应保持舒适的坐姿，背部挺直，头部正对训练器。③呼出肺部空气，然后用嘴轻轻包住呼吸功能训练器的吸气口。④缓慢而深入地吸气，尽量使呼吸功能训练器中的指示器上升至目标区域，并尽可能长时间地保持指示器在目标区域内（如图 19 右图中黄色小球位于中间位置）。如果没有指示区域，应确保每个指示小球匀速依次升起（如图 19 左图中 3 个小球升起后尽可能维持一段时间）。⑤达到目标后，保持几秒钟，然后慢慢呼气。呼气可以通过呼吸功能训练器或直接从嘴中进行。⑥根据医生的建议，每天重复上述步骤。建议在手术前几周开始进行这种训练。⑦在开始任何训练计划前，请咨询医生或呼吸治疗师，以确保这种训练适合自身的健康状况。对于冠心病患者，如果在进行呼吸功能锻炼时出现心绞痛症状，应及时告知医生，并降低训练的频率。在不诱发心绞痛的情况下，尽可能多地进行训练。

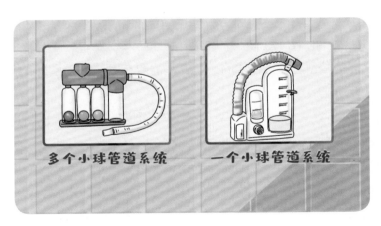

多个小球管道系统　　一个小球管道系统

图 19　2 种常见的呼吸功能训练器

（2）适当运动　即将接受冠脉搭桥术的患者，一般冠状动脉血管狭窄都极为严重，大部分患者伴有不稳定心绞痛，因此在接受手术前，患者应适当减少运动量，以避免心绞痛发作。然而，除了一小部分药物无法控制的心绞痛或严重的左主干病变患者外，大部分患者仍不建议持续卧床，鼓励患者在不引发心绞痛的情况下，进行床旁活动或慢走，以保证肌肉力量和体力不会因长期卧床而减弱，这对于患者术后的快速康复尤为重要。针对频发心绞痛的患者，术前的运动计划通常由心脏康复团队共同制订。该团队成员包括心脏病医生、护士、物理治疗师、营养师和心理咨询师。同时要始终遵循医疗团队的指导和建议，并根据个人的健康状况和手术类型进行个性化调整。

（3）术前氧疗与雾化　手术前进行雾化治疗和吸氧可以改善患者的呼吸状况和氧合水平，这对于有呼吸系统疾病的患者尤为重要。雾化治疗将药物（如支气管扩张剂、抗炎药物或黏液溶解剂）直接传递到肺部，可以迅速缓解气道炎症、减少黏液并打开狭窄的气道。对于患有哮喘、慢性阻塞性肺病或其他呼吸系统疾病的患者，雾化治疗有助于改善呼吸功能，减轻喘息和咳嗽等症状，从而帮助患者更好地准备即将到来的全身麻醉冠脉搭桥术。术前氧疗可以提高血氧水平，这对心脏或肺部功能不全的患者尤为重要。提高氧合水平，可以改善心脏供氧，保护心脏功能，预防手术麻醉时的低氧血症及相关并发症。

（4）戒烟　对于即将接受手术的患者，戒烟可以显著降低术中和术后并发症的风险，并促进更快、更好的恢复。吸烟会损害肺部功能，导致肺部炎症和气道收缩，分泌物增加，造成术后痰液增多和引流不畅，发生肺不张和肺炎的风险明显增加。戒烟有助于提高肺部容量和氧合水平，降低术后肺部并发症的风险。手术前戒烟还有助于提高免疫系统的效能，降低术后感染的可能性。吸烟可减缓血液流动，降低身体组织的氧气供应，手术前尽早戒烟有助于改善血液循环，提升血氧含量，减少麻醉风险。除了手术相关的好处之外，戒烟还有助于降低诸如癌症、心脏病和慢性阻塞性肺病等长期健康问题的风险。最重要的是，戒烟可以明显改善桥血管远期通畅率，延长患者预期寿命，降低心肌梗死、脑卒中和再次搭桥手术的风险。

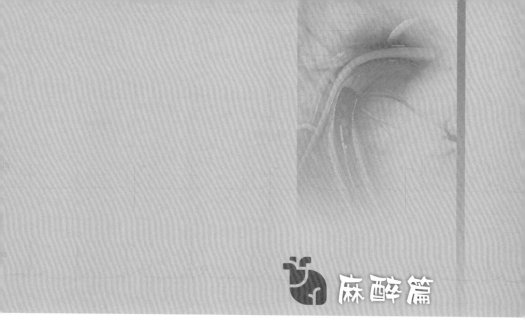

麻醉篇

35.微创冠脉搭桥术用什么麻醉方式?

冠脉搭桥术,是一种常见的治疗冠心病的方法。该手术通过在冠状动脉狭窄或阻塞的部位建立一条旁路,使血液能够绕过狭窄或阻塞部位,重新供应心脏肌肉,从而改善心脏的供血和功能。

对于许多患者及其家属来说,手术过程中的麻醉是一个重要的关注点。微创冠脉搭桥术用什么麻醉方式呢(图 20)?

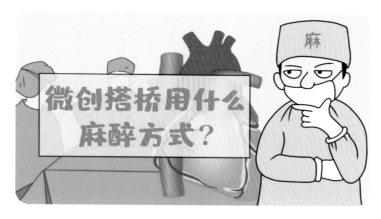

图 20　微创冠脉搭桥术麻醉

微创冠脉搭桥术通常使用全身麻醉技术。全身麻醉,简称全麻,是指麻醉药物经呼吸道吸入、静脉注射或肌内注射进入体内,产生中枢神经系统的暂时抑制,临床表现为神志消失、全身痛觉消失、遗忘、反射抑制和骨骼肌松弛。麻醉药物对中枢神经系统抑制的程度与血液内药物浓度有关,并且可以控制和调节。这种抑制是完全可逆的,当药物被代谢或从体内排出后,患者的神志及各种反射逐渐恢复正常。

全身麻醉会使患者在手术过程中失去意识和感觉,确保其在手术中不会感到疼痛或不适。麻醉药物的选择和使用将由专业的麻醉医生根据患者的身体状况、病情和手术需求进行评估和决定。与普通的全身麻醉不同，麻醉医生需特别关注冠心病患者在术中的心肌氧供需平衡，保持心肌的氧供，减少心肌的氧需，保证重要脏器的灌注，确保患者安全、舒适地度过整个围手术期。麻醉医生在围手术期的管理目标是预防心肌缺血，控制并稳定血流动力学，采用多种镇痛方式可以减少患者的应激反应并增加舒适感，确保患者安全，减少麻醉药物的使用，促使患者术后早期拔除气管导管，避免并发症的发生，从而改善预后。

36. 术前能见到麻醉医生吗？

冠脉搭桥术是一项重要的治疗选择，可以帮助患者改善心脏供血，提高生活质量。如果面临冠脉搭桥术，患者及其家属与医生、医疗团队进行充分的沟通和讨论是非常重要的。他们将能够提供详细的信息和指导，帮助患者及其家属做出明智的选择。微创不停跳搭桥是在跳动的心脏上完成外科操作，麻醉处理极具挑战性。即使有冠状动脉固定器的帮助，外科操作也不可避免地会影响血流动力学，同时影响所支配心肌的血供。麻醉医生需要充分了解患者术前的各种情况，做好麻醉计划，以确保手术顺利进行。

麻醉医生会在手术前 1 天到病房探视患者（图 21）。在探视之前，医生已经通过病历了解了患者的基本情况，包括冠心病的发作性质、时间、服用的药物等，也会大致了解患者的其他慢性病史及服药情况。此外，医生还会查阅患者的各项重要的术前检查。这时，麻醉医生会与患者及其家属进行沟通，询问患者在生活中的状态，了解患者术前是否存在心绞痛、左心功能不全，是否合并其他脏器的问题，如肾功能不全、肺部疾病、瓣膜病或其他血管疾病等。同时，医生会对患者进行详细的体格检查，并交代术前的注意事项，如禁食、禁水的时间，睡前服用镇静药的时间，术晨的药物使用情况等。麻醉医生通过上述方式了解患者术前存在的危险因素，之后会根据术前的综合因素进行量化的风险评估，从而对患者的预后做出相关预测和评估。

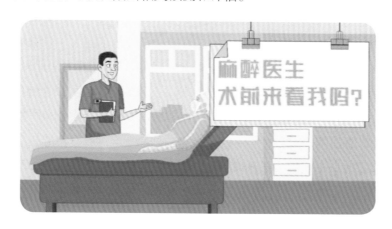

图 21　麻醉医生访视患者

另外，麻醉医生还需要与患者及其家属沟通麻醉的方式，以及围手术期可能发生的一些并发症和药物不良反应等情况。在这个过程中，请患者不要紧张，积极配合医生，签署知情同意书。如果对麻醉有任何疑问或顾虑，可随时向麻醉医生提问。

37. 微创冠脉搭桥术用什么药物麻醉?

微创冠脉搭桥术麻醉所使用的药物种类较多，根据作用不同，可分为术前用药、全身麻醉药、血管活性药和辅助药。

心外科医生通常要求患者在术前严格服用治疗冠心病的药物，以降低围手术期缺血事件的发生率，这些药物通常需要服用到手术当天。此外，医生会在术前于病房内提前给予患者 1~2 种口服镇静药，以消除患者的紧张情绪。术前镇静药通常从手术前1 天晚上开始使用，良好的睡眠可以缓解患者的紧张情绪，使其精神放松，降低术前应激反应，对患者的心脑血管具有保护作用。

进入手术室连接心电监护仪后，就要开始麻醉了。这时需要使用全身麻醉药，如镇痛药、镇静药和肌肉松弛剂（图 22）。镇痛药会使患者在术中甚至术后感觉不到疼痛，镇静药会让患者快速入睡，而肌肉松弛剂会防止患者在手术中发生不自主的体动。在 3 种药物的联合应用下，患者会很快入睡，心率会减慢，血压会变得平稳。达到一定麻醉深度后，医生会进行一系列操作。这时，麻醉机会代替患者的自主呼吸给患者输送氧气，医生将根据监护仪上显示的循环情况进行调整，使患者的血压和心率尽量与术前一致。麻醉药物会在手术过程中持续进入患者的体内，直到手术结束。

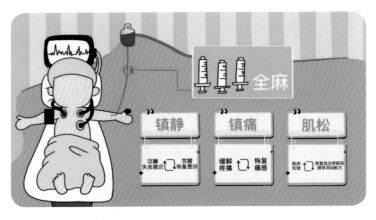

图 22　全身麻醉药物种类

另外，由于冠脉搭桥术是一项心脏手术，医生需要严格管理患者的血压和心率变化。因此，除了上述麻醉药物外，医生还需准备各种血管活性药，用于管理患者的血压和心率。外科医生在术中会对心脏进行操作，位置的改变、固定器的压迫及心脏的扭曲可能导致心脏泵血功能不全，进而引起血压下降，甚至导致心肌缺血或心律失常。对血流动力学的影响，会因手术医生操作的部位不同而有所不同。这时，麻醉医生会密切关注循环的变化，并随时做出反应。当血压过低或出现心律失常时，麻醉医生会给予血管活性药，以提高血压或纠正心律失常。

总之，心脏手术的麻醉是一个非常复杂且专业的领域，需要医生精心调配和控制麻醉药物的使用，以确保手术的安全和成功。

38. 什么是支气管全身麻醉？

全身麻醉后，患者会失去意识，自主呼吸停止，这时麻醉医生需要通过患者的口腔将气管导管插入气管。与普通全身麻醉不同，支气管全身麻醉还涉及对呼吸系统的管理。在麻醉过程中，医生会通过气管插管将导管插入患者的气管（图23），以确保氧气能够顺利进入肺部。这有助于维持正常的呼吸功能，确保身体各个器官得到充足的氧气供应。

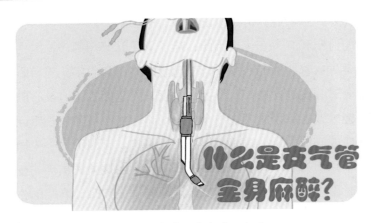

图 23　支气管全身麻醉示意图

　　支气管全身麻醉适用于一些需要对呼吸系统进行操作的手术，如心胸外科手术、支气管镜检查等。支气管插管技术是将一根特制的双腔支气管导管（图 24）插入左、右两侧支气管，术中可以分别控制两侧肺进行通气。这种气管导管比普通导管更粗，插入时需要定位准确。在插管过程中，麻醉医生需要借助纤维支气管镜技术，因此麻醉医生的经验非常重要。微创冠脉搭桥术的切口位于左侧胸壁，术中心外科医生从肋间隙进行搭桥操作，因此术中左侧肺需要塌陷并停止通气。于是，在患者全身麻醉后，医生需要将一个特殊的气管导管插入患者的呼吸道，以分别控制左、右肺的呼吸。这样可以提供良好的麻醉效果，减少手术对呼吸的影响，同时提高手术的安全性和成功率。

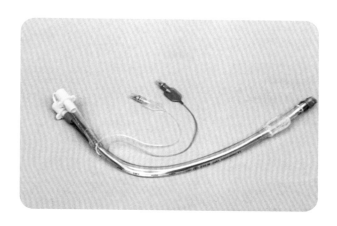

图 24　麻醉用的双腔支气管导管

　　在手术前，医生会对患者的健康状况进行全面评估，包括呼吸系统的功能。医生会根据患者的具体情况选择合适的麻醉药物和剂量，并在手术过程中密切监测患者的生命体征（图 25）。

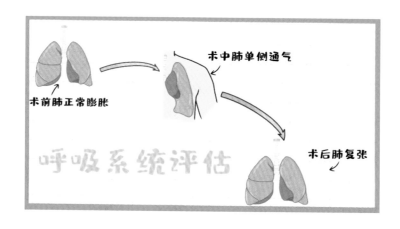

图 25　术中呼吸系统变化

手术后，患者需要一定的时间来恢复。恢复期间可能会出现一些短暂的副作用，如恶心、呕吐、喉咙疼痛等，但这些症状通常会在几天内逐渐缓解。医护人员会提供相应的护理和康复指导，帮助患者顺利度过恢复期。

总之，支气管全身麻醉是一种安全、有效的麻醉方法，为手术提供了无痛和舒适的条件，同时保障了呼吸系统的正常功能。当然，近年来更为先进的产品已在临床中出现，这些产品使医生操作更为简单，患者更加舒适。如果患者对麻醉过程有任何疑问或担忧，不妨与医生充分沟通，他们将提供详细的解释和指导。

39. 外科医生在搭桥，麻醉医生在干啥？

医院里有这么一句话"外科医生治病，麻醉医生保命"。当外科医生在进行冠脉搭桥术时，麻醉医生会在手术室内负责患者的麻醉管理（图26）。

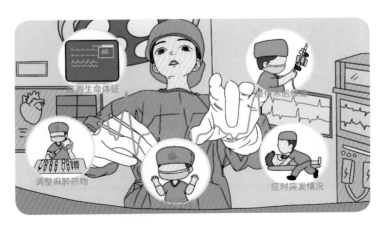

图 26　麻醉医生的工作内容

麻醉医生的主要职责是确保患者在手术过程中处于适当的麻醉状态,以减少疼痛和不适感,并维持生命体征的稳定。具体来说,麻醉医生可能会进行以下工作。

(1)监测生命体征 麻醉医生会持续监测患者的心率、血压、呼吸、血氧饱和度等生命体征,以便及时发现并处理任何异常情况。

(2)调整麻醉药物 根据手术的进展和患者的反应,麻醉医生会适时调整麻醉药物的剂量和类型,以确保患者的麻醉深度适宜。

(3)协助手术 麻醉医生会与外科医生密切合作,根据手术需要控制患者的呼吸,如进行机械通气或调整呼吸参数。

(4)应对突发情况 如果手术中出现意外情况,如出血、心律失常等,麻醉医生需要迅速做出反应,并采取相应的急救措施。

(5)提供术后镇痛 手术结束后,麻醉医生会根据患者的具体情况提供适当的术后镇痛方案,以减轻疼痛并提高康复质量。

麻醉医生在手术中的工作对于患者的安全和手术的顺利进行至关重要。他们与外科医生、护士和其他医疗团队成员密切合作,共同为患者的健康保驾护航。

40. 微创冠脉搭桥术前 1 周需要注意什么?

首先,患者需要在门诊进行一系列检查,以便医生判断是否存在手术禁忌证。冠心病患者往往伴有高血压或糖尿病,服用的药物种类较多。患者应该根据医生的建议对药物的种类和剂量进行调整。例如,患者经常服用阿司匹林等抑制血小板活化功能的药物，这会增加手术中的出血量，因此需要在医生确定手术日期后停药 1 周，或改用其他短效药物。

其次，术前 1 周不应进行锻炼，应充分休息。如果患者吸烟，务必在术前戒烟，因为吸烟可能引起严重的肺部问题。长期吸烟会导致与吸烟有关的支气管炎和阻塞性肺部疾病。术前戒烟 1~3 天可降低血液中一氧化碳水平，促进组织氧的输送，但效果有限。如果时间允许，吸烟患者应至少戒烟 8 周，这可以显著改善肺、支气管系统功能，明显减少肺部并发症。除了到医院进行一些必要的检查外，患者不要去人流密集的地方，以免感染细菌或病毒。如果术前 1 周患者出现上呼吸道感染的症状，一定要通知医生，并将手术推迟到痊愈后 2 周，这样更为安全。近期的呼吸系统感染会增加呼吸道内的分泌物，容易导致术后肺不张和肺部感染。

如果是高血压或糖尿病患者，请每天按时服药，并监测血压和血糖水平。高血压是缺血性心脏病和脑卒中的危险因素。许多抗高血压药物需要持续服用，以防止反弹。在围手术期，血糖应维持在 6.8~10mmol/L。短效降糖药可在术前 24 小时停用，长效降糖药应在术前 2 天停用。饮食方面应以清淡为主，不需要过度补充营养，也不必节食。

41. 微创冠脉搭桥术前 1 天都干什么？

冠脉搭桥术是一项重要的手术。为了确保手术的顺利进行和术后的快速恢复，患者及其家属在手术前 1 天需要注意以下几点。

（1）遵循医生的指示　严格按照医生的要求进行准备，包括禁食、禁水的时间及药物的使用等。

（2）饮食调整　手术前 1 天的晚餐应选择清淡、易消化的食物，避免油腻、辛辣或刺激性的食物。

（3）充分休息　保持良好的睡眠，尽量提前安排休息时间，避免熬夜或过度劳累。

（4）停止吸烟和饮酒　戒烟和戒酒可以减少呼吸道分泌物，并降低术后感染的风险。

（5）准备个人物品　准备好手术后需要的物品，如宽松舒适的衣物、洗漱用品等。

（6）与家人沟通　与家人交流手术的情况和注意事项，让他们了解术后的护理和支持工作。

（7）放松心情　避免紧张和焦虑，可通过听音乐、阅读等方式放松。

（8）遵循医院规定　了解医院的相关规定和流程，如入院时间、手术前的检查等。

记住：每名患者的情况可能有所不同，医生会根据个体差异提供具体的指导。与医生和护理团队保持良好的沟通是非常重要的。如果对手术前的准备有任何疑问，应及时向医生咨询。

42. 微创冠脉搭桥术后疼吗？

微创冠脉搭桥术的手术切口位于左侧肋骨，长度为 6~8cm。此外，左侧胸壁还会有 2 个引流孔用于放置引流管。

术后疼痛是外科手术对组织器官的损伤所致，是与手术创伤类型密切相关的高强度急性疼痛。虽然微创冠脉搭桥术的手术切口较传统开胸冠脉搭桥术要小很多，但术后患者仍然会感到切口疼痛。一般手术后 24 小时内疼痛最剧烈，随着伤口愈合，疼痛逐渐减轻，通常术后 3 天疼痛明显减轻，但伤口的不适感可能持续数十天。术后疼痛以切口处疼痛为主，除了切口外，术后引流管对胸膜壁层的刺激会导致胸膜疼痛，这种疼痛常伴随呼吸动作而加重。另外，部分患者会伴有双侧肩背部疼痛。绝大多数患者在运动和咳嗽时不可避免地会出现疼痛，安静时疼痛轻微或无痛。36小时后，疼痛逐渐减轻。当然，现在临床上采用个体化的多模式镇痛方案，医护人员会尽可能地使用药物或其他方法减轻患者的疼痛，使患者更舒适地度过围手术期。

43. 微创冠脉搭桥术选择什么方式镇痛？

临床采取多模式镇痛方式来进行镇痛管理。那么，什么是多模式镇痛呢？多模式镇痛是联合使用作用机制不同的镇痛方法和药物，以实现协同或相加的镇痛效果，同时减少每种药物的剂量，从而减少不良反应，达到最佳镇痛效果的一种方法。术后镇痛效果直接影响患者的预后。

因此，镇痛措施从术前就已经开始了。在手术开始之前，医生会根据具体情况对患者进行手术区域的麻醉，如切口周围肋间神经阻滞、胸壁筋膜阻滞、胸椎旁间隙阻滞和胸段硬膜外阻滞等。提前进行阻滞可以阻止切口的伤害性刺激传递到大脑，不仅会减轻术后伤口疼痛，而且能抑制患者的全身应激反应和炎症反应。

除了神经阻滞，术后还可以应用各种镇痛药，如麻醉性镇痛药和非麻醉性镇痛药。麻醉性镇痛药通过不同的受体产生中枢性镇痛效应，镇痛效果强，但可能导致恶心、呕吐和肌肉亢进等不良反应。非麻醉性镇痛药通过外周和中枢的双重作用，减少前列腺素对神经末梢的刺激而起到镇痛作用。非麻醉性镇痛药的镇痛效果不如麻醉性镇痛药强，对于术后早期疼痛的缓解并不理想，但对伤口的炎性疼痛和强迫体位导致的肌肉疼痛效果较好。这类药物多数有胃肠道刺激、抑制血小板功能和引发变态反应等不良反应。用药时应观察是否出现消化道出血等不良反应。

每名患者术后都会携带镇痛泵（图27）。镇痛泵内通常装有局部麻醉药或麻醉性镇痛药。镇痛泵采用的是患者自控镇痛的方法，当患者感到疼痛时，可以通过装置自行按压给药，这样可以使药物浓度更加稳定，不良反应更少。

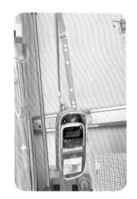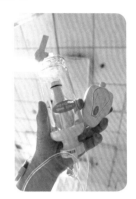

图27 临床常用静脉镇痛泵

44.镇痛泵怎么用？

在冠脉搭桥术后，疼痛管理是康复过程中的重要环节。镇痛泵是一种常用的疼痛控制方法，它可以帮助患者在术后减轻疼痛，提高舒适度。

镇痛泵是一种可以持续输注镇痛药的设备。它通常通过静脉导管连接到患者体内，根据预设程序自动释放镇痛药。镇痛泵的工作原理是将镇痛药直接输送到血液中，迅速作用于疼痛部位，从而提供持续而有效的镇痛效果。

使用镇痛泵的优点包括以下几方面。

（1）持续镇痛　镇痛泵可以在术后提供长时间的镇痛效果，帮助患者缓解疼痛，提高睡眠质量和生活质量。

（2）个体化给药　镇痛泵可以根据患者的疼痛程度和需求，调整镇痛药的剂量和释放速度，实现个体化的镇痛治疗。

（3）减少药物副作用　与频繁口服镇痛药相比，镇痛泵可以更精确地控制药物剂量，减少药物副作用。

（4）方便患者活动　使用镇痛泵后，患者在疼痛得到控制的情况下，可以更早地进行康复活动，这有助于身体的恢复。

在使用镇痛泵期间，患者及其家属需要注意以下几点。

（1）注意镇痛泵　注意镇痛泵的位置和导管的固定，避免弯折或脱落。

（2）观察镇痛效果　如果疼痛缓解不明显或出现异常疼痛，应及时告知医护人员。

（3）注意药物副作用　镇痛药可能会引起恶心、呕吐、头晕等不良反应，但这些通常是暂时的，随着患者身体的适应症状会逐渐减轻。

（4）按照医生的建议进行活动　在疼痛得到控制的情况下，患者应遵照医生的建议逐渐增加活动量，但要避免过度劳累。

镇痛泵是冠脉搭桥术后常用的镇痛方法之一，但患者的疼痛管理方案应根据个体情况由医生进行评估和调整。患者及其家属应与医护团队密切合作，及时沟通患者的疼痛情况，以确保疼痛得到有效控制，促进术后康复。

临床常用的镇痛泵分为机械泵和电子泵。根据患者的情况，医生会选择合适的种类为患者安装。安装在静脉输液端的镇痛泵内主要含有麻醉性镇痛药和止吐药；安装在伤口局部或背部的镇痛泵内含有局部麻醉药和麻醉性镇痛药。机械泵和电子泵虽然外观不同，但作用相似，内含的镇痛药可以匀速地进入患者体内，起到持续镇痛作用。当患者仍然感到疼痛或准备下地活动而担心疼痛加剧时，可以按压镇痛泵上的自控按钮，此时镇痛泵会额外释放1次剂量，使患者在活动时的疼痛有所减轻。当然，为了在使用过程中更加安全，所有的镇痛泵按压次数都会受到限制，过多按压是无效的。镇痛药摄入过多可能会产生副作用，如恶心、呕吐、头晕、嗜睡等，因此镇痛泵的按钮应由患者本人操作，以避免摄入过多的镇痛药。

45. 微创冠脉搭桥术中会出现药物过敏吗？

微创冠脉搭桥术中应用的药物除了麻醉药，还有肌肉松弛剂、血管活性药、抗凝药、促凝药、抗生素等静脉药物。药物种类繁多，剂型复杂，术中部分患者会出现药物过敏反应（图28）。术中的药物过敏反应往往更为隐秘且严重。由于全身麻醉，患者意识消失，术中出现过敏时患者也无法表达出来，这时就需要麻醉医生更加细心地去发现一些蛛丝马迹。过敏反应分为轻度、中度、重度。轻度的过敏反应往往只有皮肤表现，可以观察到患者皮肤潮红、出现斑丘疹。这时一定要判断引起过敏反应的药物是哪种或哪几种，在给予激素类药物后，可观察到患者皮肤恢复正常。中度的过敏反应不仅有皮肤表现，而且会伴随呼吸或循环的波动，如可能会出现气道压力升高、支气管痉挛、心率增快、血压下降。这时除了停止输注过敏药物，同时给予激素类药物外，还需要准备血管活性药（如肾上腺素）和支气管舒张药（如沙丁胺醇、氢化可的松）。要严密监测患者病情变化，维持循环。重度的过敏反应，患者往往没有皮疹，但会出现突发的循环休克表现，同时可能伴有气道压力升高或呼吸音消失（静寂肺）。这时麻醉医生会给予患者肾上腺素升高血压。对于伴有气道压力升高的患者，医生会及时给予支气管舒张药。多数患者经过药物治疗后会明显好转。

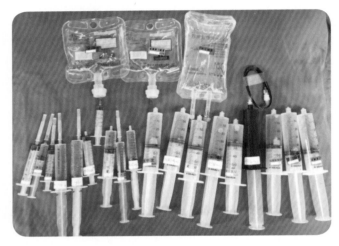

图 28　术中应用的药物

46. 微创冠脉搭桥术中会做梦吗？

有些患者以前接受过全身麻醉手术或门诊无痛检查项目，在手术过程中可能会出现梦境，因此对于冠脉搭桥术也会有类似的疑问。

全身麻醉是一种使患者在手术过程中失去意识和感觉的麻醉方法。对于许多人来说，全身麻醉引发了一个有趣的问题——患者在麻醉状态下是否会做梦？

麻醉药物通过血液循环进入大脑，抑制神经系统的活动，包括意识和感觉。这使患者进入一种类似睡眠的状态，但与正常睡眠有所不同。在全身麻醉状态下，大脑的部分功能受到抑制，包括记忆的形成和梦境的产生。然而，每个人的体验可能会有所不同。一些人可能完全没有梦境的记忆，而另一些人可能在麻醉过程中经历模糊的、片段的梦境。梦境的产生与大脑活动和神经递质的释放有关。全身麻醉药物可能会干扰这些过程，从而影响梦境的出现和记忆。此外，手术过程中的刺激、患者的情绪和心理状态也可能对梦境的体验产生影响。需要指出的是，即使在全身麻醉状态下经历梦境，这些梦境也可能与正常睡眠中的梦境有所不同。它们可能更加模糊、不连贯，或者难以被记住。尽管在全身麻醉状态下做梦是一种相对罕见的现象，但一些研究报道了该现象。然而，由于梦境的主观性和难以准确测量，目前关于全身麻醉过程中做梦的具体情况仍存在一定的不确定性。无论是否会做梦，全身麻醉的主要目的是确保手术过程中患者无痛、安全。医生会根据患者的健康状况和手术需求，选择合适的麻醉药物和剂量，以最大限度地减少患者的不适和降低麻醉风险。

心脏手术不同于一般的简单手术或无痛检查，需要患者处于较深的麻醉状态。在手术过程中，患者的意识不仅会消失，机体的一些神经反射也会被抑制。因此，患者在术中出现梦境的可能性很小。术后，患者会在镇静状态下被送往重症监护病房。在重症监护病房，患者会逐渐清醒，镇静药会逐渐减少。在这个过程中，患者可能会感觉到半睡半醒，仿佛不知身在何处。随着时间的推移，患者会越来越清醒，经过一系列评估后，才可以转回普通病房。

如果患者对全身麻醉和做梦的问题感到好奇或有任何担忧，可以与麻醉医生交流。他们能够提供更详细的信息和解释，帮助

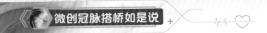

患者更好地了解手术过程中的体验。

47. 微创冠脉搭桥术后会睡多久？

微创冠脉搭桥术后一般会睡几小时到几天不等。冠脉搭桥术后，一方面，医生需要一定时间来严密观察患者的循环情况和出血情况；另一方面，充分的休息与睡眠有利于减少心肌的氧耗，为心脏的迅速恢复提供有力保障。因此，术后患者会在镇静状态下进入重症监护病房，以便医护人员观察病情变化。手术当天晚上，医生会给予患者一定剂量的镇静药和镇痛药，使患者能得到更好的休息。到第二天上午，医生会对病情平稳的患者停用镇静药，使其逐渐苏醒。而对于病情尚未平稳的患者，医生会继续给予镇静药，寻找并解决病因。

48. 微创冠脉搭桥术中会输血吗？

是否需要在手术中输血，需根据患者术前的血红蛋白水平和术中的出血量来决定。如果患者术前情况良好，体重适中，血红蛋白水平高，那么对术中出血的耐受性就会优于术前体重较轻且贫血的患者。如果患者的冠状动脉病变涉及的血管较少，手术操作简单，出血量就会较少。反之，如果患者的冠状动脉病变涉及的血管数量较多，血管条件差，医生需要进行多支移植，出血量就可能较大。在手术过程中，麻醉医生会根据手术进程和对出血量的估计随时进行血气分析，当发现血红蛋白下降超出患者耐受范围时，会考虑输血。输血分为异体输血和自体输血。

异体输血是指当患者需要时，安全输入与患者血型相同的他人提供的血液或血液成分，这就是通常所指的输血。为了确保患者安全，异体输血前需要进行交叉配血试验。现在临床上常用的输血方法是成分输血。成分输血是通过物理或化学方法将全血分离制备成高纯度、低容量的血液成分，然后根据病情需要输给患者。

自体输血是采集患者自身的血液或血液成分，经过储存或一定的处理，在术中或术后需要时再回输给患者，是一种较为安全的输血方法。自体输血包括贮存式自体输血、回收式自体输血和稀释式自体输血。心脏手术的患者更适合使用回收式自体输血（图29）。这种方法是将术中出血经过回收、洗涤后，重新输回患者体内。回收式自体输血的好处显而易见，患者不会出现排斥反应，避免了疾病的传播，并且不受社会血源限制。微创冠脉搭桥术前，医生会为患者常规配血，术中所有患者都会使用自体血回输机。

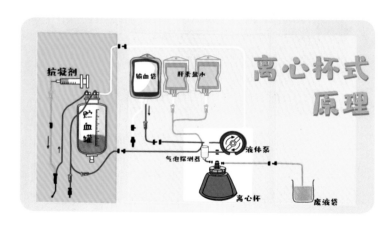

图 29　回收式自体输血原理

49. 微创冠脉搭桥术有多少人共同参与？

冠脉搭桥术是一项复杂而精密的手术，需要多名专业人员共同努力才能顺利完成。那么，究竟需要多少人参与这样的手术呢？

冠脉搭桥术的核心团队包括外科医生、麻醉医生和护士。外科医生是手术的主刀者，他们具备丰富的经验和专业技能，负责进行手术操作，如切开胸腔、连接血管等（图30）。麻醉医生负责确保患者在手术过程中处于适当的麻醉状态，监测患者的生命体征，并根据需要调整麻醉药物的剂量。护士则在手术前、手术中和手术后提供全方位的护理，包括准备手术器械、协助医生操作、监测患者状况等。

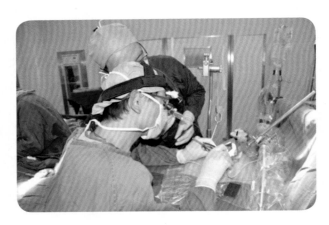

图30　小切口冠脉搭桥术中照片

除了核心团队，手术还需要其他专业人员的支持。例如，心脏超声技师会在手术前和手术中进行心脏超声检查，以帮助医生了解患者心脏的结构和功能；体外循环技师负责操作体外循环设备，确保患者的血液循环在手术过程中得以维持；输血科医生和病理科医生分别负责血液供应和组织样本的检测。

手术室内的团队协作至关重要。外科医生、麻醉医生和护士之间需要密切配合，及时沟通，确保手术的各个环节能够顺利进行。他们必须共同应对可能出现的各种情况，如出血、心律失常等，以保证患者的安全。一次手术需要外科医生、麻醉医生、器械护士和巡回护士的共同参与。外科医生通常有 3~4 人，其中有人负责获取搭桥时需要的上肢动脉或下肢静脉，有人作为主刀医生的助手，协助主刀医生进行操作。麻醉医生不仅负责对患者进行麻醉，而且需严密监测患者的生命体征，并通过药物维持患者的麻醉深度及生命体征的稳定。器械护士负责在手术台上配合医生使用手术器械，清点手术器械和术中纱布的数量，确保术后所有的器械和纱布齐全。巡回护士则负责与器械护士一起核对手术用具，并提供手术台上需要的无菌器械。因此，一次手术大约需要10名医护人员的共同协作。在手术室内的每个人虽然分工不同，但目标一致，就是全力以赴做好手术。

在手术室外，还有一个支持团队。支持团队包括病房护士、康复治疗师、营养师等。病房护士会在术后对患者进行精心护理，观察病情变化，提供康复指导。康复治疗师会帮助患者进行康复训练，促进身体功能的恢复。营养师则会根据患者的情况，制订合理的饮食计划，为患者的康复提供营养支持。

综上所述，冠脉搭桥术需要由多名专业人员组成的团队完成。团队中的每名成员都扮演着重要角色，他们的专业知识和技能为患者的健康和安全保驾护航。在团队成员的共同努力下，冠脉搭桥术才能取得成功，为患者带来新的生命希望。

50. 微创冠脉搭桥术后会感染吗？

外科学的无菌术是一系列针对微生物及其感染途径的预防措施。尽管医护人员会对患者伤口周围进行消毒，对手术器械进行灭菌，并在手术开始前对患者预防性使用抗生素，但由于术后患者往往变得虚弱，一些特殊的患者仍可能发生伤口感染。例如，糖尿病患者如果平时血糖控制不佳，手术的影响可能加重血糖波动，导致伤口不易愈合，愈合时间延长，从而增加感染风险。这时也不用过度担心，围手术期医护人员会监测患者的血糖变化，并积极控制血糖。术后，医生也会检查伤口愈合情况。此外，抗生素治疗会维持到术后1周。患者需要积极配合医生，调控血糖，控制饮食。如果伤口出现红肿，患者及其家属需及时告知医生，并严格按照医生的要求服用药物。相信在医患双方的密切配合下，患者可以顺利度过围手术期。

51. 手术室的温度很低，术后会感冒吗？

为了确保手术的顺利进行和患者的安全，通常会将手术室内的温度控制在较低的范围。患者进入手术室后往往会感觉到寒冷，一方面是因为进入手术室前，患者被要求脱掉自己的衣物，只能穿1件病号服；另一方面，手术室内需要保持环境的洁净，而较低的温度不利于微生物的繁殖。手术室内的温度通常控制在22~25℃，这可能会让人担心术后患者容易感冒。首先，手术室内温度较低是有原因的，较低的温度有助于减少细菌和病毒的传播，降低感染的风险。其次，低温可以防止医生和护士出汗，减少因出汗导致的手滑等问题，从而提高手术的精准度和安全性。

然而，术后患者是否会感冒并不仅仅取决于手术室内的温度，以下一些因素同样需要考虑。

（1）个人免疫力　患者的免疫系统状态对是否容易感冒起着关键作用。如果患者的免疫力正常，他们可能不太容易感染感冒病毒。

（2）手术过程　手术本身可能对患者的免疫系统产生一定的影响。在术后恢复期内，患者的身体需要时间来恢复正常的免疫功能。

（3）个人防护　患者在术后需要注意个人卫生，如勤洗手、避免与感染者接触等，这有助于减少感染感冒病毒的机会。

（4）医院的防护措施　医院通常会采取一系列感染控制措施，如定期清洁和消毒、严格的访客管理等，以降低感染传播的风险。

为了降低术后感冒的风险，患者可以采取以下措施。

（1）注意保暖　在离开手术室后，患者可以穿上足够的衣物，保持身体温暖。

（2）加强营养　良好的营养有助于提高免疫力，帮助身体恢复。

（3）注意个人卫生　勤洗手，保持手部清洁；避免用手触摸眼睛、鼻子和口部。

（4）遵循医生的建议　医生会根据患者的具体情况提供相关的指导，如休息、饮食和用药等。

需要指出的是，即使患者在术后感冒了，也不必过于担心。医生会根据病情给予适当的治疗，帮助患者恢复健康。

总之，手术室内温度低并不一定会导致患者术后感冒。患者的免疫系统、个人防护及医院的感染控制措施等因素都起着重要的作用。如果对术后的护理和康复有任何疑问，患者可以随时与医护团队沟通。

52. 什么是术后谵妄？为什么会发生术后谵妄？

冠脉搭桥术是一种常见的治疗严重冠心病的方法。然而，手术后可能会出现一些并发症，其中之一就是术后谵妄。术后谵妄是一种急性脑病综合征，通常发生在手术后1~3天，但也可能在术后数周内出现，会对患者的康复产生负面影响。术后谵妄是一种急性且可逆的精神状态改变，患者表现出注意力不集中、意识混乱、幻觉和认知障碍等症状（图31）。

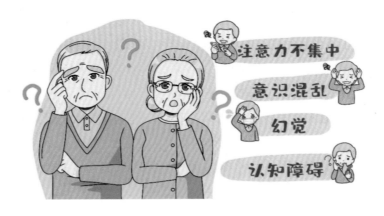

图 31　术后谵妄的表现

术后谵妄的发生原因尚不完全清楚，但可能与以下因素有关。

（1）麻醉与手术　麻醉药物和手术过程可能对大脑产生影响，导致神经系统功能紊乱。

（2）疼痛和应激　手术后的疼痛和身体应激可能触发大脑的应激反应，增加术后谵妄的风险。

（3）年龄和健康状况　高龄、合并多种基础疾病、认知功能下降的患者更容易发生术后谵妄。

（4）药物副作用　某些药物，如镇静药、抗抑郁药等，可能会增加术后谵妄的发生风险。

术后谵妄的诊断通常基于临床症状和评估工具。医生会观察患者的行为、意识状态和认知功能，并进行神经心理测试，以确定是否存在术后谵妄。

预防术后谵妄的关键在于综合管理。以下是一些可能有助于预防术后谵妄的措施。

（1）优化麻醉管理　选择合适的麻醉药物和剂量，尽量减少对大脑的影响。

（2）疼痛管理　有效地控制疼痛可以减轻身体应激反应，降低术后谵妄的发生风险。

（3）认知干预　在术前和术后提供认知训练和心理支持，帮助患者保持清晰的思维。

（4）维持良好的睡眠　创造舒适的睡眠环境，保证患者有充足的睡眠。

（5）密切监测　术后密切监测患者的意识状态，及时发现并处理谵妄的早期症状。

如果患者出现术后谵妄，治疗的重点是缓解症状和促进康复。医生可能会采取以下措施。

（1）调整药物　根据患者的情况，调整镇静药、镇痛药等药物的剂量。

（2）提供支持　给患者及其家属提供心理支持，帮助他们应对谵妄带来的困扰。

（3）康复训练　进行认知和功能康复训练，帮助患者恢复正常的认知功能。

术后谵妄可能对患者的康复产生不利影响，例如增加住院时间、提高并发症发生风险和死亡率。因此，早期识别和处理术后谵妄至关重要。患者家属应密切关注患者的状态，与医护团队保持良好沟通，共同努力，促进患者的康复。

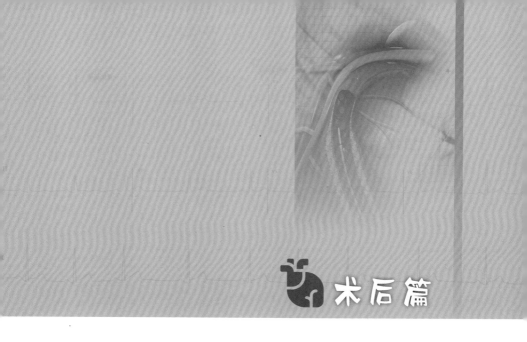

术后篇

53. 微创冠脉搭桥术后需要住进重症监护病房吗？

几乎所有冠脉搭桥术后的患者都需要进入重症监护病房继续治疗。原因在于：①冠脉搭桥术是在全身麻醉状态下进行的，手术结束后患者需要依靠呼吸机支持治疗，只有在患者各项指标平稳后才能脱离呼吸机的支持；②冠脉搭桥术中，需要对患者的心脏进行翻动，可能会造成不稳定的危重状态；③几乎所有的心脏手术中都需要应用抗凝药物肝素，手术出血量较其他全身麻醉手术多，手术创伤较其他全身麻醉手术大；④部分患者术前处于心肌缺血状态，或有心肌梗死的情况，术前就已经合并心功能不全，术后需要使用强心药物来维持心脏功能，甚至需要使用主动脉内球囊反搏、体外膜肺氧合等高级生命支持装置，这需要更高等级的监测和护理；⑤冠脉搭桥术后，患者体内置管较多，需要专人进行监测和护理。

冠脉搭桥术后，患者需要更多的生命支持设备、更密切的多参数监测及更加细致的一对一专人护理。这些治疗只有在重症监护病房才能提供，因此，几乎所有冠脉搭桥术后患者都需要在重症监护病房接受住院治疗。

54. 为什么患者会对重症监护病房存在恐惧心理？重症监护病房是什么样子？

患者对重症监护病房存在恐惧心理，是由多种因素造成的。①重症监护病房是一个陌生而嘈杂的环境，充满了医疗设备、管线和监测仪器。这种高技术环境对许多患者来说显得陌生，尤其是在术后的早期，患者感到疼痛和不适时，这种感觉尤为明显。

②许多患者认为入住重症监护病房意味着病情十分危重，随时可能面临生命危险，从而引发恐慌和不安。③在重症监护病房中，患者可能会与家属隔离，这种孤立感加剧了患者的恐惧和焦虑。由于疾病的严重性或治疗的影响（如插管），患者可能无法有效沟通，这增加了他们的挫败感和恐惧。

其实，真实的重症监护病房情况与患者想象的是不一样的（图32）。无论是传统开胸冠脉搭桥术还是小切口冠脉搭桥术，整体手术死亡率目前已经控制在1%以内。对于绝大多数患者而言，入住重症监护病房只是术后监测、恢复和过渡的一个必经阶段。患者入住重症监护病房后，在严密的监护下，可以第一时间发现术后的各种并发症，并给予及时的治疗。重症监护病房的护理力量也远远大于普通病房，所有心脏外科患者都会接受一对一（或一对二）的专人护理，满足患者术后早期吸痰、翻身、插管护理及输液治疗等一系列高强度的护理需求。对于一些危重患者，重症监护病房可以提供呼吸机治疗、体外膜肺氧合、主动脉内球囊反搏及床旁血滤等多种高级生命支持，为患者术后康复提供最佳条件。

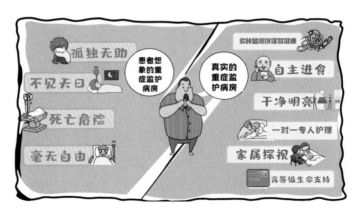

图32　真实的重症监护病房与患者想象中的重症监护病房

因此，患者不必对重症监护病房感到恐惧或排斥。重症监护病房可被视为给患者的生命增加了一道保险，是危重患者顺利康复的重要保障。在重症监护病房期间，建议患者以平和的心态面对心脏手术后的这一必经过程，遇到问题及时与医护团队沟通，积极配合早期康复治疗。对一些焦虑或谵妄的患者，从人文关怀的角度出发，医生和护士会在病情允许的情况下，增加家属探视和陪护的时间。通过患者及其家属、医生、护士的共同努力，力争让患者尽早转出重症监护病房。

55. 微创冠脉搭桥术后多久可以脱离呼吸机，拔除气管插管？

术前心功能正常且呼吸功能良好的患者，如果术后各项生命体征平稳，胸腔内引流量不多，当患者完全恢复意识并具备自主呼吸能力时，即可拔除气管插管。这类术后恢复顺利的患者，一般在术后 4~6 小时可以脱离呼吸机，并拔除气管插管。目前，约有 80% 的患者可以在术后 12 小时内拔除气管插管。

在临床上，一般认为，术后超过 24 小时仍未能脱离呼吸机的患者属于"延迟拔管"患者。引起"延迟拔管"的主要原因包括术后低氧血症、心功能不全、引流量增多或再次开胸手术、肾功能不全需要透析治疗及心肌缺血等。临床研究表明，"延迟拔管"患者往往合并一些危险因素，包括高龄、术前肺功能不全或低氧血症、心功能不全、长期卧床、合并脑梗死后遗症、重度肥胖、冠状动脉严重弥漫病变、术前肾衰竭需要透析、病情不稳定的急诊手术等（图33）。这部分患者术前需要充分进行评估、药物调整、呼吸功能锻炼、营养支持及呼吸道准备，以避免术后"延迟拔管"

和呼吸系统并发症的发生。

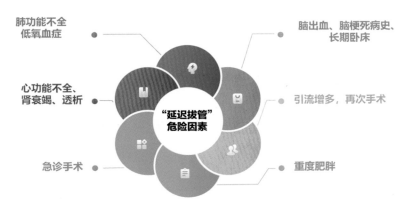

肺功能不全 低氧血症

心功能不全、肾衰竭、透析

急诊手术

"延迟拔管"危险因素

脑出血、脑梗死病史、长期卧床

引流增多，再次手术

重度肥胖

图 33　常见"延迟拔管"的危险因素

56. 微创冠脉搭桥术后如何尽快地脱离呼吸机？

医生建议所有患者术前积极进行呼吸功能锻炼和气道准备。存在"延迟拔管"危险因素的患者，应通过术前准备积极改善身体的一般情况，并调整心脏功能。

手术后各项指标平稳，患者恢复意识。由于气管插管对呼吸道的刺激，患者会感到明显的异物感，引起呛咳。加上身体其他插管的刺激，患者可能会感到恐惧和不适，从而出现与呼吸机对抗、血压升高、心率加快和呼吸短促等表现。这时，患者需要全身放松，按照呼吸机的送气频率进行规律的呼吸；在下调呼吸机支持参数以满足脱机条件时，患者要遵循医护人员的叮嘱，继续保持全身放松，避免挣扎，并随着呼吸机的送气频率进行深呼吸；在拔除气管插管的过程中，不要咬住气管插管；在拔除气管插管后，要按照医护人员的指示进行咳痰，将痰液咳到口中，再由护士吸痰排出。

57. 微创冠脉搭桥术后需要在重症监护病房住多长时间？

冠脉搭桥术患者如果病情平稳，一般在术后 12 小时内可以拔除气管插管，术后 24~48 小时可以转出重症监护病房（图 34）。患者在满足以下条件时，经医生严密评估后，可以转回普通病房继续治疗。

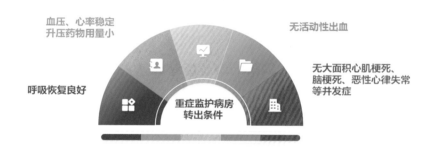

图 34　转出重症监护病房的条件

（1）呼吸功能良好　患者呼吸功能恢复良好，顺利脱离呼吸机后咳痰有力。在面罩或鼻导管吸氧的情况下，机体可以保持良好的氧合状态。

（2）循环情况稳定　患者在使用小剂量或不使用升压药物的情况下，血压和心率平稳。

（3）心功能良好　胸片没有严重肺水肿表现，四肢温暖，无须主动脉内球囊反搏或体外膜肺氧合机械辅助装置支持治疗。

（4）无活动性出血　患者术后无明显的活动性出血，胸腔引流量不多，血色素稳定。

（5）无严重的并发症　患者没有出现严重术后并发症，如脑卒中、严重大面积心肌梗死、频发恶性心律失常及消化道大出血等。

随着快速康复理念的推广，接受冠脉搭桥术的患者术后住院时间在不断缩短。一些手术顺利、术前一般情况良好的年轻患者，已经可以实现在手术室内拔除气管插管，并在重症监护病房过渡1~2小时后转回普通病房继续治疗。快速康复策略可以极大地缩短患者术后住院时间，减少住院费用，使患者能够更早进行康复训练，从而减少并发症的发生。

58. 在重症监护病房如何吃饭和喝水？

在患者接受监护治疗的过程中，拔除气管插管标志着患者逐步康复。然而，拔除气管插管后，患者如何重新开始进食和饮水，这是一个因人而异的过程。这主要取决于插管的持续时间、患者的精神状态及患者的基础疾病情况。

插管时间少于1周的患者，在拔管后4~6小时便可开始恢复进食和饮水。在这一阶段，医护人员会协助患者进食米糊等流食，以确保其摄入充足的营养。如果患者在进食过程中没有出现呛咳或吞咽困难等问题，就可以逐渐过渡到馄饨、粥类、汤面类等半流食，最终再转为固体饮食。然而，插管时间超过2周的患者，在拔管后12~24小时内才能开始进食。在这种情况下，医护人员会根据患者的需求，必要时进行吞咽功能评估，以确保患者在进食过程中的安全。在此期间，患者在重症监护病房的所有生活护理，包括进食和饮水等，均由医护人员等专业人员协助完成。他们会对患者的身体状况进行细致的观察，确保患者得到最佳的照顾。对于接受微创冠脉搭桥术的患者，医生在术后当天及次日可能根据患者的情况拔除气管插管。这意味着患者在手术后的短时间内就有可能开始恢复进食和饮水，这对他们的康复具有重要意义。

总之，无论是哪种情况，患者在拔除气管插管后的进食和饮水都需要医护人员的专业指导和协助。这是患者康复过程中不可或缺的一部分，也是确保患者身体健康的重要保障。在此过程中，医护人员会根据患者的具体情况，制订合理的饮食计划，帮助患者逐步过渡到正常的饮食。

59. 什么是术后保护性约束？保护性约束时如何配合？

重症监护病房是一个专门收治病情严重、复杂且需要高度监护和治疗的病房。在这里，患者面临的病情挑战较大，许多患者甚至在麻醉后尚未完全清醒，并伴有一定程度的意识障碍等症状。这些状况使得他们在心理上更容易产生焦虑、抑郁、躁狂、谵妄等问题。为了确保患者在治疗过程中得到安全、有效的救治，并保证临床护理工作的顺利进行，医护人员需要对患者实施人性化的保护性约束。保护性约束的主要目的是防止患者在治疗过程中发生意外，如意外拔管、坠床等危险事件。约束工具主要包括约束手套、约束带等，用于限制患者的肢体活动，从而降低危险事件的发生率。

在实施保护性约束过程中，医护人员要始终秉持以人为本的理念，充分关注患者的心理、生理需求，提供人性化的约束措施。医护人员要根据患者的病情和身体状况，适时调整约束的力度和方式，确保既能达到治疗目的，又能让患者感受到关爱和尊重。在约束过程中，患者可能会抵触、过度挣扎、抵抗。此时，医护人员要加强与患者的沟通，耐心解释约束的目的和重要性，争取患者的理解和配合。同时，医护人员还要密切关注患者的病情变化，在病情稳定拔除气管插管后，要第一时间解除约束，以确保患者的安全和舒适。

总之，在重症监护病房治疗过程中，实施人性化的保护性约束至关重要。医护人员要始终关注患者的需求，以患者为本，确保治疗的安全性和有效性。同时，患者需要理解并配合约束措施，共同为治疗创造良好的条件，为康复之路保驾护航。

60. 术后早期康复锻炼的意义是什么?

冠脉搭桥术后的早期康复锻炼对患者的恢复具有重要意义（图35）。早期康复锻炼有助于改善患者的心肺功能。冠脉搭桥术后，患者的心肺功能可能会受到一定影响，出现气短、乏力等症状。肺部感染是冠脉搭桥术后最常见的并发症之一。冠脉搭桥术后，大多数中老年患者会出现呼吸力量减弱、咳痰无力等情况。早期的康复锻炼，如深呼吸、床旁早期主动及被动活动、应用呼吸功能训练器辅助呼吸等，可以明显增强患者的咳痰和呼吸力量，减少肺不张和肺部感染的发生。

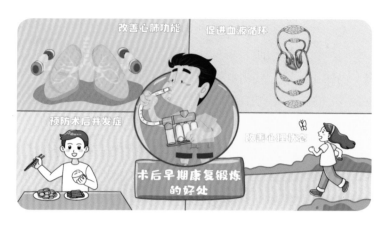

图 35　术后早期康复的好处

　　术后早期康复锻炼可以促进血液循环，防止血栓形成。冠脉搭桥术后，患者如果长时间卧床，体内血液循环不畅容易导致血栓形成。通过早期康复锻炼，尽早下床活动，可以促进血液循环，降低血栓形成的风险，从而保障患者的生命安全。尽早下床活动还可以改善患者的食欲，有利于饮食恢复，改善营养状态，并促进患者尽早排气排便，降低肠梗阻发生的风险。

　　此外，早期康复锻炼有助于改善患者的心理状态。通过早期康复锻炼，患者可以逐渐适应术后生活，增强自信心，减轻心理压力，提高心理健康水平。

　　由此可见，合理的康复锻炼，可以改善患者的心肺功能、促进血液循环、预防术后并发症并改善心理状态，从而加速患者的康复进程。因此，患者应该充分认识到早期康复锻炼的重要性，并在医生的指导下积极执行康复计划，以便达到早日恢复健康的目的。

61. 如何进行术后早期康复锻炼？

冠脉搭桥术后的患者运动康复分为 3 个阶段，即第一阶段住院期（包括重症监护病房和普通病房）、第二阶段恢复期（术后 8~12 周）、第三阶段巩固期（持续终身）。每个阶段的运动侧重点和运动强度各不相同。

术后早期康复锻炼是指在手术后第 1 周内进行的康复活动。值得强调的是，在医生评估允许的情况下，患者应尽早下床活动，力争在脱离呼吸机后即开始床边康复锻炼。这个阶段的主要目标是减轻术后疼痛，促进伤口愈合，预防深静脉血栓的形成。除下床活动外，患者还可以进行以下几种锻炼。

（1）踝关节活动　躺在床上，尽量向上翘脚尖，然后向下压脚跟。重复 10 次，每天进行 3 组。

（2）腿部肌肉收缩　躺在床上，尽量收紧大腿肌肉，保持 5 秒，然后放松。重复 10 次，每天进行 3 组。

（3）呼吸锻炼　躺在床上，用呼吸锻炼器进行康复锻炼。吸气时抬起胸部，呼气时放下胸部。重复 10 次，每天进行 3 组。

62. 术后身体上会有哪些管子？

心脏手术后，患者全身留置的管路较多，主要包括气管插管、中心静脉导管、动脉测压导管、尿管及引流管等（图 36）。

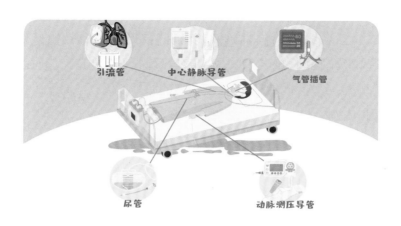

引流管　　中心静脉导管　　气管插管

尿管　　　动脉测压导管

图 36　术后留置管

（1）气管插管　心脏手术后，患者的呼吸功能可能会受到一定程度的影响。为了确保患者能够顺利呼吸，医生会在其口腔部位留置气管插管，通过该管路连接呼吸机，为患者提供必要的呼吸支持。这一措施能够极大地提高患者的氧合效率，降低因缺氧导致的并发症风险。

（2）中心静脉导管　医生会在患者颈部放置中心静脉导管。这一管路不仅能够用于输液，而且可以输送各种药物，包括抗生素、镇痛药、营养液等。中心静脉导管使药物能够迅速、准确地到达患者体内，提高治疗效果，同时为医护人员提供了便捷的给药途径。

（3）动脉测压导管　医生会在患者腕部或肘部置入动脉测压导管，该导管能够实时监测患者的动脉血压，为医生提供宝贵的生命体征信息。通过动脉导管的血压监测，医生能够及时调整治疗方案，确保患者的血压维持在安全范围内，预防因血压波动引发的并发症。

（4）尿管　患者会阴部留置的尿管负责将尿液引出体外。这一管路对于维持患者的水、电解质平衡具有重要意义。通过尿管的引流，医生能够直观地了解患者的尿量变化，从而评估其肾功能和体液状态。

（5）引流管　医生通常会在患者胸部手术区域留置引流管。微创冠脉搭桥术一般将引流管放置于左侧胸腔，而传统开胸冠脉搭桥术通常也会留置引流管。此管路能够有效排出术区的积血和积液，降低感染风险，促进伤口愈合。引流管的放置位置及引流量的变化，也是医生判断患者恢复情况的重要依据。

心脏手术后，患者的管路管理是一项复杂而精细的工作。主管医生会根据患者的病情和恢复情况，逐步拔除各种管路，确保患者在安全、舒适的环境中逐步康复。在这一过程中，医护人员需要密切监测患者的生命体征和管路状况，及时处理任何可能出现的问题，以确保患者的治疗效果和生活质量。

63. 术后留置插管期间要注意哪些问题？

术后留置的管路具有非常重要的作用，一定要确保管路的有效性和通畅性，不可随意拔除。患者及其家属应了解各留置管的注意事项，以便配合医护人员，确保管路的安全。

（1）留置气管插管期间　患者舒适感较低，口腔会有明显的异物感，患者不必过度紧张或恐惧，这是正常现象。在此期间，患者不能经口进食或饮水，双上肢处于约束状态。为了尽早脱离呼吸机支持，建议患者深吸气，顺应呼吸机的节奏呼吸，不要过度烦躁或抵抗，不要吞咽管路。在吸痰过程中，刺激引发的呛咳是正常反射，可以将肺深部的痰液咳出，以利于痰液引流。

（2）留置伤口引流管期间　患者可以在床上或床边正常活动，这有助于引出积血和积液。不过需要注意，引流瓶放置时必须保持直立，并且要低于引流口至少60cm。活动过程中动作要轻缓，避免拖拽引流管，以免导致管路脱出。

（3）留置尿管期间　部分患者在留置尿管的早期会出现如想解小便、疼痛、刺激等膀胱不适的症状。患者不应因不适而自行拔除尿管，这种行为可能导致尿道损伤并加重症状。应保持尿袋的密闭性；活动时应确保尿管通畅，避免折叠或拖拽，尿袋的位置应低于尿道口，防止尿液反流。

（4）留置各种输液管路期间　应确保管路通畅，避免折叠。在输液过程中，如果发现穿刺部位疼痛或红肿，应立即告知护士。

术后留置的管路在康复过程中具有至关重要的作用，因此，确保管路的有效性和通畅性极为重要，患者及其家属需对此有充分的认识，切勿随意拔除。

64. 拔除引流管后伤口渗液怎么办？

小切口微创冠脉搭桥术的患者，引流管口的位置通常位于左侧胸部第5肋间至第7肋间，此处的引流管口与胸腔相连。当引流管口出现明显渗液时，由于胸腔在吸气时处于负压状态，外界空气可能通过引流管口进入胸腔，从而引发气胸。严重情况下，随着呼吸运动，患者可能会听到引流管口发出吸吮声。当听到吸吮声或发现引流管口渗液量较大时，应立即告知医生，由医生对引流管口进行缝合，以避免气胸的发生。

65. 什么是乳糜胸? 遇到乳糜胸怎么办?

微创冠脉搭桥术后的患者, 一般在胸腔引流 48~72 小时后即可拔除胸腔引流管。少部分患者可能会出现胸腔引流量持续增多的情况, 连续 3 天胸腔引流量超过 400mL, 且引流液呈淡血性或淡黄色混浊, 经引流液化验提示苏丹 Ⅲ 试验阳性、甘油三酯阳性。这种情况意味着患者出现了乳糜胸。乳糜胸的发生多与手术中游离乳内动脉或剔除高位胸腺时损伤回流淋巴管有关。根据北京大学第三医院心脏外科的经验, 接受左胸小切口冠脉搭桥术的患者发生乳糜胸的比例小于 1%。由于小切口冠脉搭桥术极少损伤胸导管主干, 引起乳糜胸的原因主要是在获取乳内动脉时, 游离靠近无名静脉附近的胸腺组织, 导致淋巴管分支损伤, 淋巴液外流。

如果患者术后出现乳糜胸, 患者及其家属不必过度紧张。在治疗方面, 患者需要禁食 2~3 天, 通过静脉营养支持来避免消化道吸收脂类营养物质。通常在禁食 2~3 天后, 引流量会明显减少, 患者可以逐渐过渡到少量流食, 并在观察 1~2 天后逐步恢复正常饮食。对于冠脉搭桥术后出现乳糜胸的患者, 一般通过上述保守治疗, 3~5 天内可自愈, 无须进一步手术干预。

手术中放置引流管的目的是将胸腔、心包内及胸骨后的积血和渗出液引流出体外。一方面, 可以通过引流液的多少和性状来判断患者是否存在术后活动性出血; 另一方面, 可以减少因积血诱发的心包压塞、胸腔积液、肺不张及吸收导致的炎性反应。当术后引流量减少且 12 小时内引流量少于 300mL 时, 可以拔除引流管。在拔除引流管后, 患者胸腔内仍可能有少量残存的积液, 随着体位的改变, 可能会出现引流管口渗液的情况。这种渗液往往是淡血性的，许多患者会因为引流管口渗液而误以为自己发生了严重的出血事件，从而导致过度恐慌。也有一些患者的渗液呈淡黄色的浆液性。无论是淡血性渗液还是浆液性渗液，患者都无须紧张，残存的引流液通过引流管口排出是一种正常现象。如果患者发现渗液已经透过伤口表面覆盖的纱布敷料，应及时告知医生，医生会进行伤口换药，并观察渗液情况，视情况决定是否对引流管口进行缝合。

66. 拔除尿管后出现排尿困难怎么办？

在拔除尿管后，大部分患者可以自行排尿。然而，由于冠心病患者大多是中老年人，50 岁以上的男性患者常常伴有一定程度的前列腺增生。尿管对尿道的刺激可能导致个别患者在拔除尿管后出现排尿困难的情况。对于这种情况，可以通过适量饮水、听流水声、用温水刺激会阴部、按摩下腹部等方式来改善，具体方法如下。

（1）适量饮水　在医生或护士的指导下，根据具体情况适量增加饮水量，以加快新陈代谢，增加膀胱内尿液的含量，刺激膀胱和尿道，促进尿液排出。

（2）听流水声或用温水流过会阴部刺激排尿　患者坐在卫生间的坐便器上，打开旁边的水龙头，让水流声响起。同时，可以使用温水冲洗下腹部和会阴部，通过温水刺激帮助尿道括约肌放松，从而达到促进排尿的目的。

（3）按摩下腹部　对下腹部膀胱区域的按摩，可以增加对膀胱的压力，帮助尿液排出。需要注意的是，力度不宜过猛。一些患者使用热毛巾湿敷下腹部，也可以起到促进排尿的作用。

（4）药物辅助　如果辅助治疗效果不佳，还可以尝试给予患者缓解尿道痉挛的药物，如黄酮哌酯片等，但需要在医生指导下谨慎使用。

（5）再次留置尿管　若采用上述方法后患者仍无法排尿，膀胱明显充盈，B超或腹部叩诊提示大量尿潴留，则需要进行导尿以引流尿液。再次留置尿管后，大多数患者可能需要携带尿管出院，后续通过泌尿科就诊决定拔除尿管的时间。

67. 拔除输液导管后出血怎么办?

在手术后的早期，患者颈部会留置中心静脉导管，以方便输液。患者的输液需求通过中心静脉导管得以满足，这一过程需在医生的专业评估后进行。在导管使用完毕后，医护人员要将其拔除。在此过程中，为确保止血效果，医护人员要使用无菌纱布覆盖在导管穿刺点上，并进行15分钟的压迫。在压迫止血过程中，患者及其家属需耐心等待。在此期间，医护人员要密切观察穿刺点周围的情况。一旦确认穿刺点周围无渗血、渗液，且无红肿现象，便要使用无菌敷料进行覆盖。若在拔除中心静脉导管后出现出血情况，患者或其家属应立即呼叫医护人员，以便及时进行处理。

值得注意的是，如果患者在拔除中心静脉导管后仍需进行输液治疗，医护人员要在患者的手背或前臂位置为其留置套管针。当患者不再需要套管针时，医护人员要进行拔除。在拔除套管针后，患者需用棉签压迫止血约5分钟。如果在此过程中出现出血情况，患者或其家属应立即呼叫医护人员。

通过以上步骤，医护人员要确保患者在术后恢复过程中的输液需求得到满足，同时尽可能地降低导管拔除过程中的风险。患者及其家属需积极配合医护人员，共同关注术后恢复情况，确保患者顺利康复。

68. 拔除动脉穿刺导管后要注意哪些问题? 局部出血怎么办?

心脏外科常见的动脉穿刺部位包括桡动脉（位于患者手腕部位）、肱动脉（位于患者上臂肘窝部位）及股动脉（位于患者左侧或右侧腹股沟部位）。

（1）拔除桡动脉或肱动脉穿刺导管后　穿刺部位用无菌纱布压迫止血，如压迫仍无法止血，使用绷带加压包扎，24 小时内穿刺侧肢体禁止用力握物，禁止监测无创血压，注意观察穿刺部位有无出血、血肿等情况。如果发现穿刺部位出血，第一时间按压穿刺部位，同时呼叫医护人员。

（2）拔除股动脉穿刺导管后　穿刺部位用无菌纱布压迫止血，按压时间约为 30 分钟。止血后，用弹力绷带包扎，并用沙袋压迫 6 小时。患者需平卧 24 小时，24 小时后可移除绷带。应注意观察穿刺部位是否有出血、血肿等情况。如果发现股动脉穿刺部位出血，应立即用双手用力按压穿刺部位，同时呼叫医护人员。

69. 出院后如何观察伤口愈合情况? 多久可以拆线?

（1）左胸手术切口　实施小切口冠脉搭桥术的患者，目前手术切口均采用可吸收缝线缝合，绝大部分患者的胸部切口无须拆线，出院时切口基本愈合。患者出院后，需要注意伤口周围是否有明显红肿，切口是否有渗液情况。如果出现上述症状，伴有切口明显疼痛，表明可能存在切口感染或愈合不良的情况，需要及时联系手术医生进行复诊。胸部手术切口完全愈合大约需要 7 天。

（2）引流管伤口　患者的引流管通常会在手术后 2~3 天内拔除，因此在出院时，放置引流管的伤口尚未完全愈合，可能会保留 1~2 针的缝线。一些引流管切口在拔除引流管后 1~2 天内可能会有渗液，因此引流管伤口的愈合时间通常晚于手术切口。一般情况下，引流管伤口在拔管后 7~10 天愈合。大部分患者需要在出院后 1 周左右于当地医院进行拆线。

（3）下肢微创切口　通过微创内窥镜方法获取下肢大隐静脉时，会在膝盖内侧遗留 1 个 2~3cm 的切口，在腹股沟区留下 1 个约 0.5cm 的切口。膝盖内侧的切口一般采用可吸收缝线缝合，患者出院后无须拆线，伤口愈合速度快，极少出现下肢切口感染的情况。部分患者出院时会在腹股沟区保留 1 针缝线，需要在出院后 1 周拆除。

（4）下肢常规切口　下肢常规切口用于获取大隐静脉，其长度通常根据所需获取的大隐静脉长度决定。切口通常从内踝开始，向上延伸至小腿或大腿内侧。切口长度一般为 20~40cm。

（5）上肢切口　上肢切口用于获取桡动脉，切口位于左侧小臂内侧，长度为 20~25cm。手术切口一般采用可吸收缝线缝合，无须拆线，伤口愈合时间约为 2 周。出院后需观察伤口是否有明显红肿或渗液，如出现渗液或伤口裂开，应及时前往医院就诊。

70. 术后饮食如何恢复?

心脏手术后的饮食护理对患者的康复至关重要。手术后的患者可能会面临食欲缺乏和消化不良等问题,因此,家属和医护人员需要共同关注患者的饮食状况,并制订合理的饮食计划,以保障患者的营养摄入。

在重症监护病房期间,由于术后时间短、患者不能下床活动等,饮食应以半流食为主,如粥、汤面等,并可辅以酸奶、水果等营养食品。在患者回到普通病房,能够下床活动后,可以逐渐过渡到固体饮食。需要注意的是,饮食应以低盐、低脂、少量多餐为原则,每顿饭吃六七分饱即可。过量饮食会增加消化系统的负担,同时会对心脏产生压力,甚至可能影响呼吸。尽管如此,每名患者仍需要保证每日充足的营养摄入。一般心功能正常的患者,每日摄入量应在 2000~2500mL,其中饮水 500~800mL,自主进食 1500~2000mL。在患者适应固体饮食后,应尽量多地摄入优质蛋白质类食物,如瘦肉、鸡蛋白、牛奶及鱼类等,同时可以适当增加蔬菜等富含纤维的食物,以保证患者的营养需求。

心脏手术后的患者在住院期间应避免食用生冷、辛辣、煎炸等刺激性食物。对于水果和奶制品,要确保其新鲜,以防止食物变质导致腹泻等胃肠道反应。此外,在患者未能下床活动前,应避免食用甜食和用肉骨头汤烹调的食物。在康复过程中,家属和医护人员应密切关注患者的饮食偏好,尽量准备美味可口且营养丰富的食物,以提高患者的食欲。

心脏手术后的饮食护理需要遵循一定的原则,注重营养搭配,确保患者摄入充足的营养,以促进身体康复。同时,患者及其家属应积极配合医护人员，密切关注饮食状况，及时调整饮食计划，确保患者在康复过程中保持身体健康。

71. 为什么做完手术会发生声音嘶哑和饮水呛咳？

声音嘶哑并不是一种独立的疾病，而是多种病因共同作用的结果。在全身麻醉手术后，患者出现声音嘶哑现象，可能是因为气管内插管对喉部组织产生刺激，进而引发急性喉炎。急性喉炎会导致声带充血、水肿，进而影响发音。此外，气管内插管也可能导致环杓关节脱位或声带损伤，这两种情况同样会导致声音嘶哑。

患者应该如何应对全身麻醉手术后声音嘶哑的问题呢？首先，患者应在医生的指导下进行一系列检查，如喉镜、声音分析等，以便准确评估病情。通过检查，医生可以明确患者声音嘶哑的原因，如急性喉炎、声带损伤等，从而制订针对性的治疗方案。其次，在治疗过程中，患者需要严格遵循医生的建议，按时服药、定期复查。同时，注意保持喉部清洁，避免过度使用声带，加强声音训练，以促进声音恢复。此外，在治疗期间，患者应避免吸烟、饮酒等，这些不良生活习惯可能加重喉部炎症，影响声音恢复。经过规律的治疗后，大部分患者声音嘶哑和饮水呛咳的症状都可以得到缓解。

全身麻醉手术后声音嘶哑是一个较常见的问题。患者应积极配合医生进行检查和治疗，只要明确病因，对症治疗，声音嘶哑的问题是可以得到解决的。

72. 做完手术下肢肿胀怎么办?

如果冠脉搭桥术中取用了小腿的大隐静脉,术后可能会出现下肢肿胀。这可能是由于下肢静脉被取走后,下肢血液回流不畅和局部组织水肿加重,也可能与伤口深部积液有关。在冠脉搭桥术后,如遇到这种情况,不必过于担心,只需采取适当的措施,密切观察,并按照医生的建议进行护理,下肢肿胀会逐渐缓解。以下一些建议可以帮助患者应对冠脉搭桥术后下肢肿胀。

(1)抬高患肢 在术后康复过程中,充分休息有助于身体的恢复。在入睡或床上休息时,患者要尽量保持下肢抬高的体位,使其高度高于心脏平面,以减轻下肢静脉压力,帮助血液回流,从而缓解下肢肿胀。

(2)活动关节 在休息期间,患者可以适当地进行脚部和踝关节的活动,多做勾脚的动作,这有助于促进血液循环,减轻下肢肿胀。

(3)抗血栓弹力袜 在医生的建议下,患者可以使用抗血栓弹力袜。它可以通过施加压力,促进静脉回流,减轻肿胀。

(4)避免久站或久坐 长时间保持同一姿势容易增加下肢静脉的压力,不利于血液循环。患者要尽量每隔一段时间起身走动,以缓解下肢的压力。

(5)穿宽松的衣物 穿过紧的衣物会增加下肢压力,加重下肢肿胀,而选择宽松的衣物,有助于缓解下肢不适。

总之,冠脉搭桥术后患者出现下肢肿胀是正常现象,关键在于如何应对和护理。遵循上述建议,密切关注身体状况,并与医护人员保持良好沟通,有助于缓解下肢肿胀。在此过程中,患者保持积极的心态和耐心同样非常重要。

73.冠脉搭桥术后需要终身服药吗？需要服用哪些药物？

冠脉搭桥术后，患者需要严格遵循生活作息规律，坚持药物治疗，以降低再次发作的风险。其中，服用冠心病二级预防药物至关重要。在冠脉搭桥术后，如果没有禁忌证，建议患者长期服用抗血小板药物、血管紧张素转化酶抑制剂或血管紧张素Ⅱ受体阻滞剂类药物、他汀类降脂药及β受体阻滞剂这4类药物。

（1）抗血小板药物　如阿司匹林、氯吡格雷等。这类药物可以抑制血小板聚集，降低血栓形成的风险，减少心肌梗死和脑卒中的发生。如果患者采用静脉桥术，在没有出血（如消化道出血、皮肤出血及牙龈出血等）的情况下，建议服用阿司匹林与硫酸氢氯吡格雷片或替格瑞洛双联抗血小板药物1年，之后建议长期服用阿司匹林进行抗血小板治疗。

（2）血管紧张素转化酶抑制剂或血管紧张素Ⅱ受体阻滞剂类药物　如果患者出院后收缩压高于140mmHg或舒张压高于90mmHg，建议口服降压药物治疗。冠心病患者首选血管紧张素转化酶抑制剂（如卡托普利、依那普利）或血管紧张素Ⅱ受体阻滞剂类药物（如缬沙坦、替米沙坦、坎地沙坦、氯沙坦及厄贝沙坦等）。这类药物可以降低血压，减轻心脏负担，并降低心肌梗死的风险。对于心功能不全或心脏扩大的患者，这些药物能够促进心肌重构，并延长患者的预期寿命。

（3）他汀类降脂药　这类药物可以降低血液中的胆固醇水平，减轻动脉粥样硬化，降低冠心病发作的风险。他汀类药物在我国心血管病防治领域具有重要地位，其主要作用机制是通过抑制肝脏内的胆固醇合成酶，从而降低血液中的胆固醇水平。在临床应用中，他汀类药物被广泛用于治疗高胆固醇血症和混合型高脂血症，对减轻动脉粥样硬化、降低冠心病发作的风险具有显著疗效。在使用他汀类药物时，患者需在医生指导下进行，因为剂量过大或使用不当可能导致不良反应，如肌肉损伤和肝功能损害等。在服用他汀类药物期间，患者应定期检测肝功能。如果出现转氨酶升高超过 2 倍正常上限的情况，应停用或更换他汀类药物。

（4）β受体阻滞剂 β受体阻滞剂是一类能够选择性地与β肾上腺素受体结合，从而阻止神经递质儿茶酚胺与受体结合的药物。大量临床研究表明，β受体阻滞剂能够显著降低冠心病患者的心脏事件发生率，包括心绞痛、心肌梗死和心脏性猝死。这主要是因为β受体阻滞剂能够减少心脏对氧的需求，增加冠状动脉的血流，从而改善心肌的供血状况。β受体阻滞剂还能够通过改善心脏收缩和舒张功能，提高心脏的工作效率，从而改善心脏功能。如果患者没有出现心率过慢、心脏传导阻滞等情况，建议长期服用β受体阻滞剂。

总之，冠脉搭桥术后，患者需要按照医生的建议，服用冠心病二级预防药物，并积极调整生活方式，以降低再次发作的风险。同时，定期复查和密切关注身体状况的变化，也是预防冠心病复发的重要措施。在医生的指导下，患者才能更好地康复，重返美好生活。

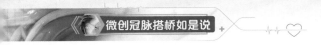

74. 出院后什么时候复查? 需要复查哪些内容?

为了保证患者的手术效果, 预防心脏缺血复发及更快地康复, 出院后的复查是确保病情稳定和康复的重要环节。那么, 冠脉搭桥术后应在什么时候进行复查, 需要复查哪些内容呢?

一般来说, 冠脉搭桥术后患者在术后 1 周进行第 1 次复查, 以了解病情恢复情况和药物的疗效。之后, 根据医生的建议, 通常在术后 1 个月、3 个月、6 个月和 1 年各进行 1 次复查, 此后每年复查 1 次。每次复查需要接受的常规项目见表 2。

表 2　复查常规项目

项目	术后 1 周	术后 1 个月	术后 3 个月	术后 6 个月	术后 1 年
心电图检查	√	×	√	√	√
各项抽血生化检查	√	×	√	√	√
冠脉造影或冠状动脉增强 CT	√	×	×	×	√
胸部 X 线检查	√	√	×	√	√
随访: 脑卒中	√	√	√	√	√
随访: 急性心肌梗死	√	√	√	√	√
随访: 全因死亡	√	√	√	√	√
随访: 再次接受介入或搭桥手术	√	√	√	√	√
随访: 伤口愈合情况	√	√	×	×	×
随访: 吸烟	√	√	√	√	√

项目	术后1周	术后1个月	术后3个月	术后6个月	术后1年
随访：服用阿司匹林	√	√	√	√	√
随访：服用盐酸氢氯吡格雷片	√	√	√	√	√
随访：服用β受体阻滞剂	√	√	√	√	√
随访：服用血管紧张素转化酶抑制剂	√	√	√	√	√
随访：血压控制情况	√	√	√	√	√
随访：血糖控制情况	√	√	√	√	√

（1）术后1周　在患者术后1周复查时，主要是观察患者伤口的愈合情况并拆除伤口缝线。一般无须进行抽血生化检查或其他检查。如果患者出现胸闷、憋气、咳嗽、下肢肿胀等症状，应进行针对性的检查，如进行胸部X线检查以评估患者是否存在胸腔积液或心功能不全；对于合并心功能不全的患者，应复查心脏超声，并调整利尿药物的使用。

（2）术后1个月　如果患者整体情况良好，无明显不适，通常建议进行胸部X线检查、超声心动图检查。对于围手术期存在出血倾向的患者，如果出院时未开始双联抗血小板治疗，通常在术后1个月开始加用双联抗血小板药物，并持续服用至少至术后1年，以预防静脉桥闭塞。

（3）术后3个月　复查项目通常与术后1个月基本相同，但关注点有所不同。在术后3个月，除了评估患者的心功能状况外，更重要的是检查冠心病的二级预防措施是否落实，包括是否规律服用冠心病二级预防药物，是否严格戒烟，胆固醇和低密度脂蛋白是否达标（胆固醇低于 4.3mmol/L，低密度脂蛋白低于 1.4mmol/L，同时需要两者下降到基础水平的 50% 以下），以及糖化血红蛋白是否控制在 7% 以下等。根据患者的血脂和血糖水平，调整药物治疗方案。

（4）术后 6 个月　复查内容基本同术后 3 个月。

（5）术后 1 年　在患者术后 1 年复查时，建议进行详细的评估，包括超声心动图、心电图、胸部 X 线检查、冠状动脉计算机体层血管成像，以及抽血生化检查，包括血常规、肝肾功能、糖化血红蛋白、血脂、N 末端脑钠肽、同型半胱氨酸等。主要评估患者桥血管通畅情况和心功能情况。一般术后 1 年左右，可以停用硝酸酯类药物。是否需要继续进行双联抗血小板治疗，由医生根据患者出血和血栓风险进行综合判断。

冠状动脉疾病患者出院后的复查非常重要，可以帮助医生及时了解患者的病情变化和心脏功能状况，从而制订更具针对性的治疗方案。患者在复查过程中应积极配合医生的工作，按照医生的建议进行检查和治疗，以确保病情的稳定和康复。同时，患者应注意保持良好的生活习惯和心态，加强锻炼和营养摄入，提高身体免疫力，以更好地应对疾病的挑战。

患者出院后的复查和管理是一个综合性的过程，需要患者和医生共同努力。合理的饮食、适量的运动、戒烟限酒、心理调适和定期随访等措施，可以有效控制病情发展，提高患者的生活质量，改善预后。同时，患者应加强对冠状动脉疾病的认识和理解，增强自我保健意识，对自己的健康负责。

75. 出院后如何调整生活和饮食习惯?

冠心病是由多种因素综合作用导致的。对于冠心病患者来说，调整生活习惯至关重要，这不仅可以缓解病情进展，而且能降低心血管事件的发生风险。下面从几个方面详细介绍如何调整生活习惯。

（1）健康饮食（图37）　①增加膳食纤维的摄入：多食用富含可溶性纤维的食物，如燕麦、苹果、橙子和胡萝卜等，有助于降低胆固醇，减轻心脏负担。②控制盐摄入：高盐饮食是诱发冠心病的危险因素之一，患者应尽量减少腌制食品和高盐调味品等的摄入，保持每日盐摄入量在6g以内。③适量摄入优质蛋白质：多吃鱼、瘦肉、豆制品等富含优质蛋白质的食物，有助于促进心血管健康。④保持水分平衡：适量喝水，避免摄入高糖饮料，可促进血液循环，降低血栓风险。

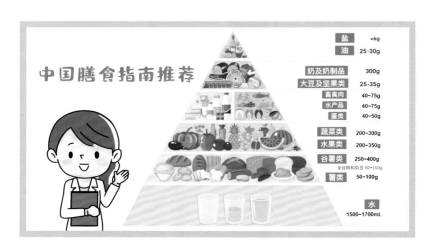

图37　健康饮食构成金字塔

（2）合理安排作息　①保证充足睡眠：冠心病患者应确保每晚 7~8 小时的睡眠，避免熬夜，要养成良好的作息习惯。②适度休息：避免过度劳累，根据病情和身体状况，合理安排工作和家务，适当减轻心理压力。③规律锻炼：进行适量的有氧运动，如散步、慢跑、游泳等，每周至少保持 3~5 次，每次 30 分钟以上。

（3）戒烟限酒　①戒烟：吸烟是冠心病的主要危险因素。戒烟可以减少烟草中一氧化碳等物质对血管内皮的损伤，预防桥血管和冠状动脉的再次狭窄，对保持心血管健康具有重要意义。因此，冠脉搭桥术后患者务必严格戒烟。②限酒：酒精已被国际癌症研究机构认定为一级致癌物，过量饮酒或长期大量饮酒都对心脑血管有严重的损害，同时对肝脏也构成严重威胁。无论是接受过冠脉搭桥术的患者还是健康人，都应尽量避免酒精的摄入。

冠心病患者在日常生活中应从饮食、作息及戒烟限酒等方面全面调整自己的生活状态，以降低心血管事件发生的风险，提高生活质量。同时，患者还需按照医生的建议，坚持药物治疗，定期复查，密切关注病情变化。

76.小切口冠脉搭桥术出院回家后，如何进行康复锻炼？

手术出院后的康复锻炼对于患者的恢复至关重要。科学有效的康复锻炼可以帮助患者提高生活质量，减少并发症的发生，延长生存期。以下几种出院后早期康复的实用技巧可帮助患者更好地进行冠脉搭桥术后的康复锻炼。

（1）膈式呼吸训练　①采取卧位、坐位或立位均可；②不要含胸驼背，1 只手放在上胸廓，另外 1 只手放在腹部，颈肩部放松，感受胸廓和腹部的变化；③吸气时腹部慢慢隆起，屏气

1~2秒，呼气时嘴唇缩拢，像吹口哨一样，腹部内陷吐气，吸呼比例为 1:2；④6 个 / 组，3 组 / 次（图 38）。

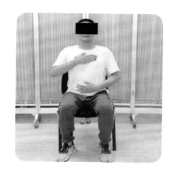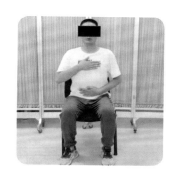

图 38　膈式呼吸训练

（2）上肢康复训练（肩前屈训练）　①采取卧位、坐位或立位均可；②不要含胸驼背，可以徒手进行锻炼，或者选择合适重量的哑铃或沙袋（动脉穿刺侧可以徒手锻炼）；③胳膊伸直，上抬手臂向身体前侧平举，到达 90° 左右即可；④缓缓下放手臂，回归原位；⑤8 个 / 组，3 组 / 次（图 39）。如果一侧手臂不适，可以进行单侧运动；动作不宜过快，运动过程中不要屏气，呼吸应与动作节奏相协调。

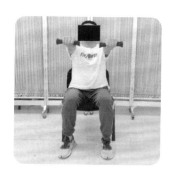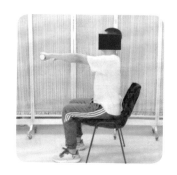

图 39　上肢康复训练

（3）下肢康复训练　踝泵康复训练：①采取卧位、坐位均可；②伸直双腿置于床面，或小腿垂于床边，大腿放松，缓缓勾起脚尖，尽力使脚尖朝向自己，达到最大限度；③脚尖缓缓下压，至最大限度，然后放松；④10个/组，3组/次（图40）。运动过程中注意调节呼吸，不要屏气。

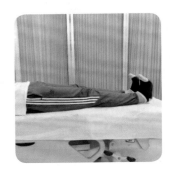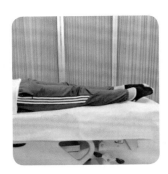

图 40　踝泵康复训练

座位伸腿锻炼：①采取坐位；②大腿平行置于床面，小腿垂于床边，一侧小腿伸直与地面平行；③小腿缓慢放下，重新垂于地面；④两侧小腿交替进行，每侧10个/组，3组/次（图41）。运动过程中注意调节呼吸，不要屏气。

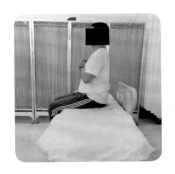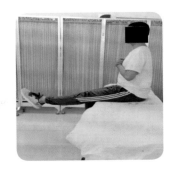

图 41　座位伸腿锻炼

（4）全身康复训练　以走路训练为主，按照推荐的速度行走，每次 10~20 分钟，每日 2~3 次，循序渐进地进行。注意调节呼吸，不要屏气。

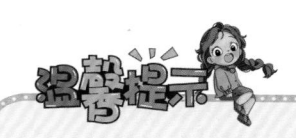

在进行康复锻炼时，需要注意两点：①进行康复运动锻炼过程中，应注意循序渐进。当感到运动部位或全身"稍微有点累"时，可以适当休息，并调整组数和组间休息时间。②运动前应注意自身情况，如感到不适，应暂停训练。在运动过程中，要注意调节呼吸，不要屏气。运动过程中要控制心率，不超过静息心率 20 次 / 分，血压收缩压不超过静息收缩压 20mmHg，且不超过 160mmHg。同时，要关注外周氧饱和度的变化。

77. 出院后遇到哪些情况需要紧急就医？

有些冠状动脉病变严重，自身血管钙化弥漫病变的患者，冠脉搭桥术后桥血管血流缓慢，容易形成血栓。如果患者出现了严重的胸闷、喘憋及不能缓解的胸痛，建议立刻急诊就诊，检查是否发生了心肌缺血及心力衰竭。心律失常也是冠脉搭桥术后早期常见的并发症，如果患者出现了严重的心慌，心率增快，症状持续不缓解，也建议急诊就诊。除上述 2 种情况外，微创冠脉搭桥术后，部分患者可能出现迟发的胸腔积液增多的情况，大量的胸腔积液可能会使患者出现胸闷、咳嗽、喘憋症状，如果出现类似的症状，也建议及早就医。尽管微创冠脉搭桥术避免了胸骨损伤，

伤口愈合不良的风险大大降低，但对于一些营养不良或极重度肥胖的患者，仍存在伤口愈合不良的风险，如果患者发现手术切口发红、肿痛，也建议尽早就医。